2020 年杭州市科协科普工作项目（编号 52）

中医传统运动科普读物

顾碧威　　苗志良　　主编

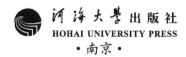

河海大学出版社

HOHAI UNIVERSITY PRESS

·南京·

图书在版编目（CIP）数据

中医传统运动科普读物 / 顾碧威，苗志良主编. —
南京：河海大学出版社，2021.5
ISBN 978-7-5630-6664-3

Ⅰ.①中… Ⅱ.①顾… ②苗… Ⅲ.①健身运动—养
生（中医）—普及读物 Ⅳ.①R161.1-49

中国版本图书馆CIP数据核字（2021）第 066081 号

书　　名	中医传统运动科普读物	
	ZHONGYI CHUANTONG YUNDONG KEPU DUWU	
书　　号	ISBN 978-7-5630-6664-3	
责任编辑	杜文渊	
特约校对	李　浪　杜彩平	
封面设计	文　一	
出版发行	河海大学出版社	
网　　址	http://www.hhup.com	
地　　址	南京市西康路 1 号（邮编：210098）	
电　　话	（025）83737852（总编室）	
	（025）83722833（营销部）	
经　　销	江苏省新华发行集团有限公司	
印　　刷	广东虎彩云印刷有限公司	
开　　本	710 毫米 ×1000 毫米　　1/16	
印　　张	12.5	
字　　数	212 千字	
版　　次	2021 年 5 月第 1 版	
印　　次	2021 年 5 月第 1 次印刷	
定　　价	59.00 元	

编写委员会

主　编　顾碧威　苗志良

副主编　傅科其　骆红斌　朱淦芳

编　委　李　震　龚国慧　陈凌樱

　　　　　闻佳敏　燕春晓

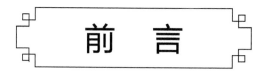

前　言

　　《中医传统运动科普读物》是在浙江中医药大学大力支持传统运动保健项目的背景下编写而成的。

　　本书主要内容包括：中医传统运动理论概述、中医传统运动部分功法示范教学和中医传统运动临床应用。主要涉及的传统运动功法有放松功、内养功、站桩功、五禽戏、六字诀、八段锦、保健功、脊柱功、易筋经、少林内功等。编写内容紧贴科普主题，通俗易懂，有助于启发、提高公众对科学运动的兴趣。

　　本读物由浙江中医药大学体育部教师团队编写，编写时参考了有关中医传统运动的教材、学术专著、科研论文等，相关参考文献在书中均专门列出。在此，谨向撰写这些参考文献的专家、学者表示衷心的感谢。

浙江中医药大学体育部

《中医传统运动科普读物》编写组

目　录

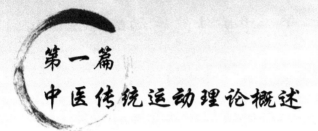

第一篇
中医传统运动理论概述

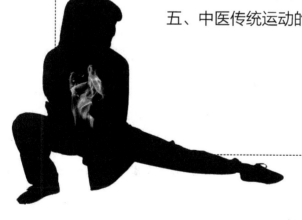

第一章 中医传统运动的特点

中医传统运动是一项以中国医学的基本理论体系为理论基础，与传统养生健身方法相结合，具有民族文化特色的健身运动。具有以下特点。

一、既能养生，又能治病

养生（又称摄生，就是"治未病"），通过调养精神和形体，来增强体质、治疗疾病、保持健康，达到延年益寿的目的。人的健康状况、疾病的发生与否，取决于人体正气的盛衰。中医传统运动通过形体的锻炼、呼吸的调整、心神的修养，起到扶植正气的作用，达到抵御外邪、祛病强身的目的。

二、强调整体，内因为主

整体观是中医理论的指导思想之一，同样适用于中医传统运动。中医传统运动的作用不仅仅在于发展身体某部分机能或治疗某种疾病，更是进一步通过调身、调息、调心的综合锻炼，达到增强机体抵抗能力和适应能力，改善整个机体功能的目的。同时人们可以通过锻炼，达到改善睡眠、增强食欲、充沛精力的功效。

人的生命活动及其生理变化与大自然的整个运动存在密切联系。自然界的运动变化常常直接影响人体，人体也必将因自然的影响产生

> "天地一体""五脏一体""天人相应"等理论认为：宇宙是一个整体，人体五脏也是一个整体。

生理或病理上的反应。因此，人们在进行中医传统运动锻炼时，只有善于掌握自然界的变化，顺从天地之和，才能较好地达到强身治病、延年益寿的目的。

三、内外合一，形神兼备

"内"，指的是心、意、气等内在的情志和气息运动；"外"，指的是手、眼、

身、步等外在的形体活动。练静功时，一般采用坐、卧、站等安静的姿态，结合意念的集中与各种呼吸方法进行锻炼。动功则由肢体运动、呼吸锻炼、意念运用三个部分组成。肢体运动表现于外，但要求达到"动中有静"，即注意力集中，情绪安定；同时根据动作变化，配以适当的呼吸方法，达到形、意、气的统一。这种练功方法，对外能利关节、强筋骨、壮体魄，对内能理脏腑、通经络、调精神，使身心得到全面发展。

四、适应性广泛

中医传统运动锻炼内容丰富、形式多样，不同的功法有着不同的动作结构、技术要求、风格特点和运动量，不受年龄、性别、体质、时间、季节、场地和器械的限制。只要坚持正确锻炼方法，在一定程度上起到能够加深睡眠，消除疲劳，增强体力和耐力，提高人体的工作效率的功效。

第二章　中医传统运动的功用

中医传统运动锻炼对人体健康具有重要意义，本章从中医学说角度以及人体机能角度分别阐述中医传统运动的功用。

一、从中医学说角度分析

（一）增力添劲，强筋壮骨

功法锻炼既能练力又能添劲。以气摧力，以力贵劲，意到气到，力到劲到，使全身肌肉收缩力增强，当气运行于身体某部位时，就能产生高度爆发力与耐受力。功法练的是内气，也称真气。而锻炼呼吸之法是功法的内容之一，通过呼吸的调节，使内气在体内循环，达到内气"按摩"的目的，从而使内气生力添劲。通过意念与姿势配合的方法，以意领气，真气流注于人的四肢百骸，使人体全身气血顺畅，以达神清气爽，气力倍增之效。

> 李时珍在其《奇经八脉考》中讲："内景隧道，惟返观者能照察之。""内景隧道"是指人体的经络，"返观"可以理解为一种静功的锻炼方法，人体的经络变化在进行某种静功锻炼过程中是能够觉察出来的。

若只注重练力而不注重练气，或只注重练气而不注重练力，均难以产生效果。因此只有通过姿势、呼吸、意念相结合，才能达到增强内气、以气催劲、强筋壮骨的目的。

（二）调和气血，疏通经络

气血是维持人体正常生理活动的基本物质，是维持人体生命活动不可缺少的精微营养物质。气具有推动、温煦、防御、固摄和气化等作用，血具有营养和滋润等作用。血与气相互依赖，相互制约，维持正常生理活动。若气血不足就会导致贫血或营养不良，免疫功能下降，从而产生许多虚病；若气滞血淤则会导致气血运行障碍。练静功时，有"意守病灶"的方法，即病灶在哪里，意念亦放在哪里，以意领气至病灶，气能推动血液至病灶，从而改善病灶部位的血液供应，加强营养和滋润作用，使病灶组织得以修复，恢复气血调和的状态。功法锻炼可改善脾胃功能，通过强化脾主运化、统血及胃之受纳水谷的功能等加强血液运行，通过气的推动，为人体提供丰富的营养物质。

另一方面，中医传统运动还有疏通经络、祛病强身的作用。经络遍布全身，是人体气血运行的通道。经络不通，脏腑组织器官得不到气血的滋养和温煦，便会导致各种病症。腧穴是经络气血流注汇集和经气出入的地方，以意引气，意志注意于腧穴，通过肢体的活动或按摩拍打，有效推动气血循经络互流。练功后可使不适症状得到改善。

（三）协调脏腑，平衡阴阳

心、肝、脾、肺、肾称之为脏；胆、胃、小肠、大肠、膀胱称之为腑。脏腑是人体生命的根本，脏腑功能正常协调，则精气血津液充足，因而脏腑形神得养是健康的基本保障。脏腑协调是通过生克制化的关系来实现的。通过功法锻炼，既可协调脏腑，增强脏腑新陈代谢的活力；又可调整脏腑间的失调，纠正其偏差。

阴阳的动态平衡是维持人体正常生理活动的基础，阴阳平衡关系的破坏，就意味着疾病的发生。如果阴阳平衡失调，就会产生阴虚阳亢、阳虚阴盛，或者出现阴盛阳衰、阳盛阴衰等各种病症。中医传统运动锻炼动中有静，静中有动，动静结合，动以练形，静以养神，练养相兼，达到平衡阴阳的作用。呼吸中以吸气为阳，呼气为阴，通过呼吸的配合也能促进平衡阴阳。

如对阴盛阳衰或阳虚阴亢体质的人，宜采用偏重于益阳消阴的功法进行锻炼，可选八段锦功法；如对阴阳偏盛偏衰过于明显体质的人，宜采用调和阴阳的功法进行锻炼，可选易筋经、五禽戏等功法。

《素问·上古天真论》曰："恬淡虚无，真气从之，精神内守，病安从来。"

（四）扶正祛邪，培育元气

扶正是扶助人体对疾病的抵抗力和增强体内的正气，祛邪是祛除致病因素，正虚是指精血不足和脏腑功能低下，邪实是指风寒暑湿燥火六淫之邪气侵袭。

正所谓"正气存内，邪不可干"。中医传统运动就是从扶助正气入手，在内部力量逐渐充实的基础上增强体质，提高自身对疾病的抵抗力。通过功法锻炼达到扶正及培育元气的功效，其本身就是一种有效的祛邪方法。中医传统运动锻炼的本质就在于培育元气，增强人体抵抗疾病的能力。

（五）养生益智，延年益寿

人到老年，阴精虚衰，真元渐亏，身体各种机能都逐步减退，是人类生命过程的必然规律，但要延缓衰老的进程是完全可以实现的。

实践证明中医传统运动锻炼能够调动和发挥机体内在潜力，推迟或延缓衰老，防治老年智力减退，增进老人身心健康，达到延年益寿的功效。它是一种综合性的锻炼，既包括精神调养，稳定情绪，使人积极乐观；又包括生活规律，合理饮食，使人劳逸结合。其本身既是一种延年益寿的方法，又是各种抗衰措施的纽带。

除此之外，有研究表明通过功法锻炼，能使大脑的疲劳较快地消除，使精力旺盛，注意力集中，感知觉敏锐，记忆力增强，思维能力提高，从而提高智力水平。

二、从人体机能角度分析

（一）增强人体免疫功能

免疫作为机体内一个完整的系统，在机体的生活过程中将受到体内外各种因素的影响。不利因素可使免疫功能受到抑制、破坏甚至丧失，不利于机体的健康与生存；而有利因素将增强免疫系统的功能，使机体健康长寿。

中医传统运动锻炼对人体免疫功能的影响表现在两个方面：一是促进心理健康，增强免疫功能。实验证明，运动后的良好心理效应可使免疫细胞的数量增多、活性增强，提高免疫细胞的免疫应答能力，进而使人的免疫能力保持在一个较高的水平。二是能提高免疫细胞的吞噬功能和免疫球蛋白的活性。有关研究证实，中医传统运动锻炼后不仅白细胞吞噬能力和吞噬指数增强，而且白细胞总数也有所增加。

（二）对血液与心脏血管系统机能的影响

1. 可提高血红蛋白含量

众所周知，红细胞的机能有两个：一是运输氧与二氧化碳；二是缓冲体内所产生的酸碱物质。而这两项机能都是由血红蛋白来完成的。如果血红蛋白和红细胞数量减少到贫血程度，就会导致运动能力下降。有研究证明，长期进行中医传统运动锻炼可使血红蛋白含量提高。

2. 可使脉搏、血压平缓

北京体育大学生理教研室研究发现，武术运动员安静时明显地出现脉搏徐缓和低血压现象。实验还证明，随着武术训练年限的增加，脉搏徐缓的现象也愈明显，血压也都较同年龄的正常值偏低。可见，武术训练的年限越长，其对心脏血管系统的机能影响也越深刻。

3. 可提高心血管机能

有文献资料显示，气功对高血压的有效率达85%以上。练功后患者血压下降，临床症状消失或减轻。功法锻炼通过降低患者大脑皮层的紧张度和交感神经的兴奋性，从而扩张周围血管，降低血压，减缓心律，进而提高心血管机能。其对冠心病的治疗主要表现在减轻心绞痛与心律失常等症状，心功能指数增加等。

（三）提高呼吸系统机能

在中医传统运动锻炼过程中，某些动作常常是在缺氧情况下完成的，由于功法有一定的静力性，因此氧债的百分率较高。氧债完全消除约需6～9分钟，才能恢复到相对安静时的水平。因此，习练功法对提高人体的无氧代谢能力、呼吸系统的机能具有重要意义。长期进行意气结合锻炼，可提高神经系统对呼吸肌的调节能力，由于呼吸肌的增强，扩大了呼吸差，使呼吸深度增大，呼吸频率减慢，因而使血液含氧量增多，促进了新陈代谢，久而久之则可预防呼吸道疾病。

（四）对中枢神经系统机能的影响

功法动作非常复杂，不仅要求各运动中枢之间高度协调，还要求运动中枢和植物性中枢之间高度协调，故而系统地进行功法锻炼可改善大脑皮质各中枢间的协调关系。此外，经常从事功法练习，还可改善大脑皮质神经过程的强度、均衡性和灵活性。

此外，临床上很多疾病与神经系统，特别是与大脑皮层的功能紊乱有关，如神经衰弱病人往往伴有其他系统疾病的存在。据文献资料显示，气功治疗神经衰弱的有效率达90%以上，随着神经衰弱的治愈，其他病症亦随之消失。气功对神经衰弱的治疗作用在于调整大脑皮层的活动功能，平衡兴奋与抑制过程，加速两者之间的转化过程。其治疗作用在于通过练功中的意行法，大脑皮层不断发出神经冲动至麻痹的神经，使其兴奋刺激不断向远端扩散，逐渐恢复其支配功能，从而使肌肉的运动功能亦逐渐得到恢复。

第三章　中医传统运动的基本原则

中医传统运动的基本原则主要包括松静自然、灵活准确、圆软柔和、意气合一、树立三心、循序渐进六个方面。

一、松静自然

"放松、入静与自然"是功法锻炼过程中的最基本要求。不管是何种功法，锻炼的各个阶段必须遵循这一基本原则。松静自然不仅是确保练功取得功效的重要法则，而且也是防止练功出偏的重要保障。

"放松"是指整个形体和精神放松，功法锻炼要从消除精神紧张状态入手，只有精神不紧张，才能做到形体的真正放松。但身体放松，并不是完全松弛或松散无力，每一种功法对姿势都有一定要求，一定肌肉群处于紧张状态以维持某一姿势。这时的松是在保持姿势的前提下，使各部肌肉达到最大限度的放松。

"入静"是指在功法锻炼过程中的杂念相对减少，处于高度宁静、轻松、舒适的状态。入静程度的深浅反映着功法锻炼放松状态的好坏，直接关系到锻炼效果。此外，放松与入静是互相促进的，放松可以帮助入静，入静可以进一步放松。

> 这里说的松静自然主要针对功法锻炼过程而言，广义的松静，自然是指平常生活中的一种状态，这样才能巩固功法锻炼效果，并成为更高的功法锻炼境界。

"自然"是指功法锻炼时的心情自然、姿势动作自然和呼吸自然。功法锻炼中不要用意过强，主观追求境界和功夫。功法锻炼中的自然原则要贯彻到练功各方面和全过程，不论坐、卧、站、行都应做到自然舒适，毫无勉强；呼吸时也应在自然的前提下宁神静息，自然达到柔、细、匀、长；意念活动更应自然，要自然过渡到似有似无，绵绵若存的状态。

二、灵活准确

"灵活"，指功法锻炼中动作姿势、呼吸与意念的运用并非死板模仿，而是保证在形式上不走样的前提下，做到不僵不滞、举止灵活，故在功法锻炼时必须结合外界环境与自身状态，灵活地调整功法的难度与强度，使形神自然放松；反之，则容易使习练者感到紧张、疲劳。另外，应根据自身的健康状况和功夫的深浅程度，灵活调整锻炼时间，以功时不勉强，全身无不适，功后头脑清晰、精神愉快为最佳功时。

"准确"，指功法锻炼时要遵循一定的身形、步法、呼吸和意念方法。第一阶段，基本身形的锻炼尤为重要。功法的基本身形及动作的行进路线、角度、虚实、松紧均应仔细研习，确保姿势准确。

三、圆软柔和

"圆"指功法锻炼时功法动作要保持圆润而不僵直，动作有弧形，符合人体各关节自然弯曲的状态。

"软"是指功法锻炼时全身动作要松软而不僵硬，动作虚实与姿势转换衔接无停顿断续。

"柔和"是指功法锻炼时动作不僵不拘，柔和舒展，身体重心平稳，轻飘徐缓，使人体的骨关节在定势动作的基础上，尽可能地呈现多方位和广角度的活动。其目的就是通过圆软柔和的"拔骨"运动而达到"伸筋"的作用，牵伸人体各部位的关节及其周围软组织，提高关节的柔韧性与软组织的伸展性。

四、意气合一

"意"是指功法锻炼时的意念运用，大脑活动的生理过程与意识过程是密不可分的。"气"这里指锻炼内气，它是在功法锻炼中、意念人静后、内劲不断作用下逐渐形成的。"心到意到，意到气到，气到力到"，练气离不开意，练意又离不开气，意气相随，心息相依，使姿势、意念、调息协调统一，以增添内气，即为意气合一。

必须指出，对气的运行不可过于专注，意念引导动作也不能过于集中，否则易致气机僵滞。气和意要有张有弛，时隐时现，轻轻引导。若对气感不明显者，不必过于追求气感，采用"以意导体"的锻炼方法同样可收到良好效果。

五、树立三心

"三心"指信心、决心和恒心。"信心"即不怀疑、不动摇，习练者首先要从思想上坚信选定功法对身体的强健作用，树立好对功法锻炼的信心。有了信心进一步坚定决心。功法锻炼要有坚定不移的意志，这就是决心。决心易下，但没有恒心等于没有决心，因为锻炼功法没有恒心，难以坚持，一曝十寒是无法达到目标的。练功是个不断积累的过程，而功法锻炼效应的取得需要人体从生理上有一个从量变到质变的转化过程，实现量变到质变的跨变则需要锻炼的积累，只有长期坚持锻炼，才能取得良好效应。

六、循序渐进

"循序渐进"是指功法锻炼需要按照一定的锻炼方法与步骤逐渐深入和提高。动作由简单到复杂、锻炼时间由短到长、锻炼要求由浅入深、运动强度逐渐递加的原则是遵循"循序渐进"客观规律的具体体现。在练功过程中，容易出现两种情况：一种是急于求成，短时间锻炼过猛；另一种则是松懈散漫，一曝十寒，两者均不可取。功法的效应获得都是由小到大，由微到著，但每个人的体质和掌握功法的快慢不同，其收效时间也有差异。正所谓"欲速则不达"，体弱多病者欲通过功法锻炼来增强体质，更不能急于求成，否则反而将对身体造成不良影响。

> "百日一小成，千日一大成"，就是要强调功法锻炼短时间会有进展（也须经过百日），但要取得较大的成效则需要时间的积累（千日才能进一大步）。

第四章　中医传统运动的基本功法

一、按功法锻炼的姿势分类

姿势分类

卧功——凡是按照一定的姿势要求，采取卧势进行锻炼的功法。

坐功——凡是采取坐势练功的，并有一定姿势要求的功法。

站功——凡是采取站立姿势、两脚不动进行锻炼的功法。

行功——凡在下肢走动状态下进行锻炼的功法。

（一）卧功

卧功主要适用于某些卧床不起和久病体弱者，也适用于诱导入睡，加快疲劳消除。另一方面，由于卧功容易使人入睡，因此在锻炼内劲等方面不如其他功法。其常用的锻炼姿势包括仰卧式、侧卧式等。

1.仰卧式

练功者仰卧，垫枕的高低以舒适为度。两手交叉相握，轻放于小腹上，肘臂放松。两腿自然平伸，两脚靠拢或稍有分开；也可将一只脚放在另一只脚的脚踝上，练久时两脚可以调换一下。口唇轻闭，舌抵上腭，两眼睁开含视或两眼轻轻闭合微留一线之缝。此法易于"意守①"，也有助于形成腹式呼吸（如图1-4-1）。

---

① 意守是指在功法锻炼过程中，将意念集中和保持在身体某一部位或某一事物上的方法和过程。意守的方式主要包括意守丹田法、意守穴位法、意守经络法等。

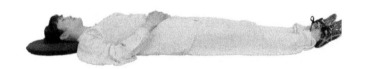

图 1-4-1　仰卧式

2.侧卧式

左侧卧或右侧卧均可，一般以右侧卧为宜。胸腹腔器官受损者，宜卧向健侧或采用仰卧式。右侧卧者，右肩在下，面向右侧躺卧，枕头高低以自觉舒适为宜。右腿微屈在下，左腿弯曲，轻放在右腿上。右手自然地垫在眼睛下方的枕头上，左手自然地轻放在左腿上，口齿轻闭，舌抵上腭（图 1-4-2）。

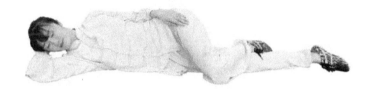

图 1-4-2　侧卧式

（二）坐功

坐功多用于亚健康者，也是体弱患者由卧式转为站式、以增强体力的一种过渡姿势。常用的坐势有平坐式、盘坐式以及靠坐式。

1.平坐式

坐在椅子等上练功，需高度适宜，坐时能使两脚踏地。上体端正，含胸拔背，松腰收腹，两脚平行踏地，与肩同宽；松肩沉肘，肘臂微曲，手心向下，轻放于两大腿上或两手相叠放于小腹处。口齿轻闭，舌抵上腭，两眼轻闭或微留一线之缝，下视丹田（图 1-4-3）。

2.盘坐式

盘坐式分为自然盘坐、单盘坐和双盘坐三种。自然盘坐式（图 1-4-4）是把两腿自然盘坐，两小腿交叉，将两脚置于两腿的下面，两脚跟抵在两大腿后面的中部；上体端正，松肩屈肘，含胸拔背，两手自然放于膝部或两手相合置于靠近小腹部的大腿根部，其他均参照平坐式；而单盘坐式（图1-4-5）是把一脚放在另一条大腿的上面，右腿盘在左腿的下面，左脚尖和右膝相对，左小腿置于右小腿的上面，其他均同自然盘坐式。

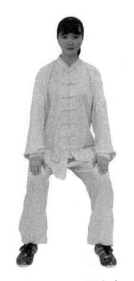 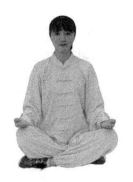 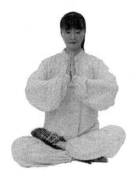

图1-4-3 平坐式　　　　图1-4-4 自然盘坐　　　　图1-4-5 单盘坐

3.靠坐式

靠坐式是一种介于坐式与卧式之间的体式。按坐式要求，将上体倚靠在靠垫或枕头上，枕后部不可悬空，大腿与躯干角度在120°～140°，下肢采取自然盘膝式或两下肢平伸，以气血流通为宜。

（三）站功

站功具有调运气血功能，同时具有锻炼方便，体力增强快，活动量大等特点。因此，特别适合中青年练习，年老体弱者不宜开展此类功法锻炼。常用的有自然站式、按球站式、抱球站式。

1.自然站式

身体自然站立，头如顶物，两目微闭，默视远方或含光内视，齿轻闭或微开，舌抵上腭，含胸拔背，收腹收臀，松髋屈膝，两脚平行分开，脚尖稍内扣，与肩等宽，松肩虚腋，肘微屈，两臂下垂，掌心向里，手指向下，五指微屈分开（图1-4-6）。

2.按球站式

在自然站式的基础上，两上臂呈环抱状，两手指尖相距与胸宽，大拇指与其余四指分开，五指微屈，掌心向下，如按水中浮球，两手高不过乳，低不过脐（图1-4-7）。

3.抱球站式

在自然站式的基础上，两手作环抱树干状，两手指尖相对，掌心向内，五指分开，手指微屈，形如抱球。两手低不过脐，高不过肩，站桩架势的高低可根据身体健康状况酌情运用（图1-4-8）。

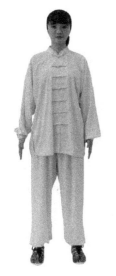 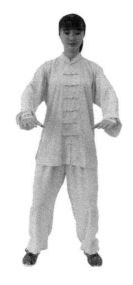 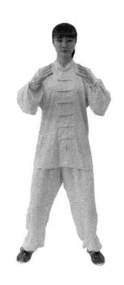

　　图1-4-6　自然站式　　　　图1-4-7　按球站式　　　　图1-4-8　抱球站式

(四)行功

凡在下肢走动状态下进行锻炼的功法都属于行功。这种功法的肢体运动姿势更加多样化，功法种类繁多。在姿势的结构上，有繁有简；在力量的运用上，有刚有柔；在动作的速度上，有快有慢；在用力的程度上，有大有小；在姿态上，有些动作优美柔和，有些动作挺拔苍劲，有些动作轻盈舒展，有些动作敏捷灵活，有些动作威猛刚强，有些动作气势磅礴等。

二、按功法锻炼的动静分类

动静分类
{
静功——凡在功法锻炼时，外在肢体不进行活动的功法。

动功——凡在功法锻炼时，肢体按功法要求不断变化的一类功法，如易筋经、五禽戏等。

静动功——这是一种把静功与动功结合起来的特殊锻炼方法，其特点是"先静后动"。
}

（一）静功

静功从形体上看外静不动，两眼垂帘，调心入静，即所谓"外静内动"，主要着重于人体内部的调养。通过锻炼可使元气充沛，经络畅通，以达到强身健体、祛病延年之功效。古代的吐纳、行气、静坐、坐禅等都属于静功的范围。

（二）动功

动功锻炼时，首先要"外动内静"，是指形体外在活动和内在精神的相对安静；其次，要做到意气相随，意到气到，气到力到。练习动功以达到强健筋骨的功效。动功锻炼主要是采取站式和行式，但在特殊情况下，也可采用"坐式动功"。

（三）静动功

静功虽对形体也有锻炼作用，但它更注重精神的宁静和体内气息的调整；而动功则更注重锻炼外在的肢体和强健筋骨；静动功则整合发挥了两者优势。

三、按功法锻炼的内外分类

内外分类
{
内功——注重锻炼人体内部的气息、脏腑、经络、精血、血脉等的功法，"静则练内，内练一口气"。

外功——注重锻炼人体外部肢体，如肌肉、肌腱、骨骼、皮肤等的功法，"动则练外，外练筋骨皮"。
}

第五章　中医传统运动的基本方法

各种功法均有其独特的锻炼姿势，但所有功法锻炼的前提是要全身放松，在放松的前提下保持一定的姿势，才能达到锻炼的目的，故"形松"是姿势锻炼的关键。中医传统运动锻炼环节重点在于对步势、掌（拳)势与全身姿态的正确调控。尽管功法不同，姿势各异，但对功法锻炼的姿势要求都一样，就是自然放松，不用蛮劲。

一、形体锻炼基本要求

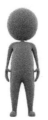
1. 头部姿势要求——虚灵顶劲
2. 面部操作要求——目睁圆口
3. 胸背姿势要求——含胸拔背
4. 腰腹姿势要求——松腰收腹
5. 腿部姿势要求——两腿柱立
6. 足趾操作要求——五趾抓地

（一）虚灵顶劲

中医认为"脑为髓之海……髓海有余，则轻劲多力，自过其度；髓海不足，则脑转耳鸣，胫酸眩冒，目无所见，懈怠安卧"（取自《灵枢·海论》)。又"脑为元神之府"，故头正，顶虚悬，不仅是周身中正之关键，而且具有诱导气机上升以养脑营神，使神主宰全身活动之机能增强的功效；若头倾失悬则精神易萎靡，躯体也难以达到平衡状态。

虚灵，即虚虚领起。徐致一注云："虚领者，谓当用虚灵之意（即不用力）自引其顶。"《太极拳说十要》中指出："顶劲者，头容正直，神贯于顶也。不可用力，用力则项强，气血不能流通，须有虚灵自然之意[1]。"具体操作是将头自

---

[1]　意为"头要中正，虚灵向上，好似头上悬顶一物状"。

然上顶，颈项自然松开且有上拔之意，督脉经气上升，同时喉头回收（也称锁住喜鹊关），胸部舒展，任脉之气下降，下颌内含，落脸腮，颈项自然前屈，头顶呈虚灵之状。

（二）目睁圆口

目睁即两眼微睁，平视前方，目光内收，做到似看非看。具体做法是两眼平视前方，眼睑轻轻睁开，目光随眼睑睁开而内收，与意念相合至一处，守上丹田者；将目光内视于上，守下丹田者；将目光下视鼻尖至丹田，五脏六腑之精皆上注于目，睁目内视是神目精气内含的重要方法。历代练功家重视含光默默，目的是使双目神光内敛于内，以养五脏六腑之精气。

圆口是唇齿轻轻张开，齿似合非合，两侧臼齿如咬物，舌尖自然抵于上门齿内与齿龈相交。放松两腮，舒展眉头，面带微笑，面部放松，有助于入静和全身放松。反之则不利于功法的锻炼。

（三）含胸拔背

"含胸者，胸略内涵，使气沉于丹田也。胸忌挺出，挺出则气涌上浮，上重下轻，脚跟易于浮起。拔背者，气贴于背也。"（《太极拳术十要》）由此可见，功法锻炼中含胸与拔背的重要性。含胸拔背是一种姿态。含胸与拔背的动作是同时的，含胸的程度决定了拔背的程度，含胸过度就不是拔背而是驼背了。

含胸即是胸部的"蓄势"，胸前部内含以及胸部肌肉放松，使呼吸通顺，有利于气沉下丹田，更易形成腹式呼吸。要做到含胸，胸部需要有宽舒的感觉；在肩锁关节放松、两肩微向前合、两胁微敛的姿势下，胸腔上下径放长，使横膈下降舒展。拔背是指背部脊柱伸展挺拔，大椎穴向上领，直通百会，使脊背伸直，有利于督脉经气的运行。

（四）松腰收腹

松腰是指腰自然放松，而腰背竖直，两肩轻轻下放，用意念放松腰部，使腰部呈生理弯曲状态。腰为肾之外府，肾藏有元阴元阳，化生元气注于气海，以滋养全身，又腰为支撑人体的重要支柱，故受到历代练功家的重视。

收腹是腹部略向内收，这样可以帮助元气内敛，加强内压，促进气的周身运动。

（五）两腿柱立

两腿像柱子一样站立，以增强下肢锻炼的霸力。不同功法对站姿要求不同，但无论两脚间的距离怎样，均要求臀部收紧，下肢自然蹬直，内侧肌群收紧，膝关节勿屈曲，双足踏实，使整个身体因两腿柱立而稳实，不歪斜。

（六）五趾抓地

五趾抓地是指脚掌的内、外缘及足跟都要抓地，要求用意下塌，脚下生根，而不是五趾蜷缩地用力抓地。五趾抓地，足心涵空，脚跟稳实，脚下生力，上虚下实，培根固本，如挺拔云松、地上木桩。五趾与内脏相通，大趾通肝脾经，小趾通膀胱经，四趾通胆经，脚底心是肾经的"涌泉穴"。有意识地将两腿摆平正，五趾抓地，脚跟踏实，具有疏通经络、调理脏腑、增强新陈代谢的作用。

二、基本手型

常用的基本手型有拳、掌、钩手三种。基本手型结合上肢冲、推、架、亮、外展、内收、旋转等各种姿势进行锻炼，具有增强上肢肌力，改善关节韧带柔韧性和灵活性的作用，是推拿功法中常用的上肢锻炼方法。

（一）拳法

基本拳型是四指并拢伸直，拇指伸直与四指自然分开，先将四指的指间关节屈曲，再将四指掌指关节内屈并卷拢握紧，拇指弯曲紧扣在食指和中指上。五指紧握，食指、中指、无名指和小指第一节指骨构成的平面叫拳面；手背的一面称拳背；手心的一面称拳心；虎口一侧称拳眼。拳心朝下称平拳（图1-5-1），拳心向上为仰拳（图1-5-2），拳眼朝上为立拳（图1-5-3）。

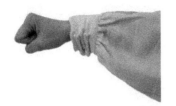 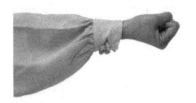

图 1-5-1　平拳　　　　　　　图 1-5-2　仰拳

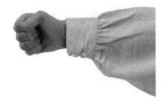

图 1-5-3　立拳

（二）掌法

基本掌法是腕关节平直，五指自然伸直、并拢，手心一面称掌心，手背一面称掌背，手腕内侧突出处称掌根，小指一侧称掌外侧。常用的基本掌型有立掌、仰掌、俯掌、直掌、反掌、瓦楞掌、爪形掌、扇形掌等几种。

1.立掌

腕关节上翘，五指自然伸直、并拢，掌心朝前，掌指朝上（图 1-5-4）。

2.仰掌

腕关节平伸，五指自然伸直、并拢，掌心向上，掌指朝前（图 1-5-5）。

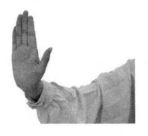 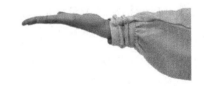

图 1-5-4　立掌　　　　　　　图 1-5-5　仰掌

3.俯掌

腕关节平伸，五指自然伸直、并拢，掌心向下，掌指朝前（图 1-5-6）。

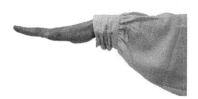

图 1-5-6　俯掌

4.直掌

腕关节平伸，四指伸直、并拢，拇指伸直向上与四指分开成八字形，小指一侧向下。因拇、食指间形成八字形，故又称八字掌（图 1-5-7）。

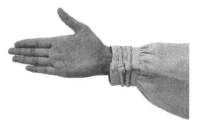

图 1-5-7　直掌

5.反掌

腕关节平伸，五指自然伸直、并拢，掌心向外，小指一侧向上，拇指虎口一侧向下（图 1-5-8）。

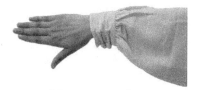

图 1-5-8　反掌

6.瓦楞掌

四指并拢伸直，腕关节平伸，拇指伸直略内收，使掌心内凹，似瓦楞形（图 1-5-9）。

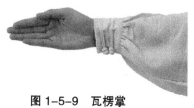

图 1-5-9　瓦楞掌

7.爪形掌

腕关节上翘，五指自然分开，将第一、二指间关节内扣弯曲成虎爪形，又称虎爪掌（图1-5-10）。

8.扇形掌

腕关节平伸，掌指伸直，五指用力分开成扇形（图1-5-11）。

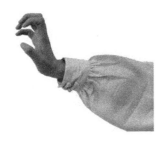 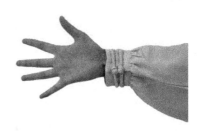

图1-5-10　爪形掌　　　　　　　　图1-5-11　扇形掌

（三）钩手

五指自然伸直，第一指节并拢在一起，腕关节自然下垂弯曲成钩形。动作要求五指用力并拢，腕关节尽量屈曲。对锻炼腕关节的柔韧性和灵活性具有很好的效果（图1-5-12）。

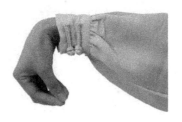

图1-5-12　钩手

三、基本步法

常用的基本步法有并步、马步、弓箭步、八字步、虚步、丁字步、仆步、歇步等，长期反复锻炼，具有增强下肢肌力、霸力与持久力的功用。

（一）并步

头端正，双目平视，舌抵上腭，下颏微收，定心息气，神情安详，松肩，胸微挺，直腰拔背，蓄腹收臀（图1-5-13）。

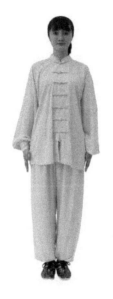

图1-5-13　并步

动作要求：两臂自然下垂，两脚并拢，全脚掌着地，两膝放松，两腿伸直并立。

（二）马步

上身正直，挺胸直腰，吸腹敛臀，上身下蹲（图1-5-14）。

动作要求：左足向左平行分开站立，两足之距等肩或宽于两肩，足尖正对前方，脚掌着地，屈膝屈髋45°左右成半蹲式，或大腿接近90°水平状半蹲，膝稍内扣不超过脚尖，身体重心置于两脚之间，两手叉腰或抱拳于腰间。

两脚开立与肩等宽，屈膝屈髋下蹲45°，称为小马步；两脚左右平行开立为本人五六脚掌宽，屈膝半蹲成90°水平状，称为大马步，又称为悬裆。

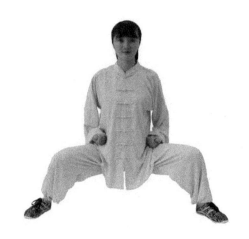

图 1-5-14　马步

（三）弓箭步

上身正对前方，挺胸，直腰塌臀，前腿屈似弓，后腿直如箭，眼向前平视，两手叉腰或抱拳于腰间（图 1-5-15）。

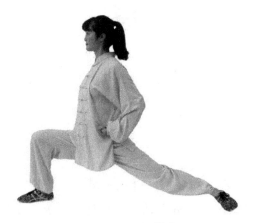

图 1-5-15　弓箭步

动作要求：两腿前后开立，相距为本人脚掌的四五倍。 脚掌着地，前腿屈膝半蹲，大腿接近水平，膝部和小腿与脚掌垂直，脚尖稍内扣；后腿挺膝蹬直，脚尖外展 45°～60°，斜朝前方。前脚尖与后脚跟成一直线，两腿似前弓后箭势，弓右腿为右弓左箭步；弓左腿为左弓右箭步。

（四）八字步

上身正直，舒胸直腰，收腹敛臀。

动作要求：两足左右开立，相距约本人脚掌的两倍，脚掌着地，脚跟外展，两脚尖内扣45°，呈八字形，两腿直立，身体重心落于两腿之间，称内八字步（图1-5-16）；两脚跟内扣，足尖外展45°以上，成八字形，两腿直立，身体重心落于两腿之间，称外八字步。

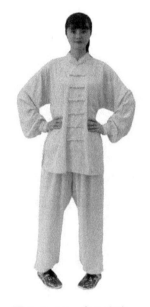

图 1-5-16　内八字步

（五）虚步

上身正直，挺胸直腰，收腹吸臀，虚实分明。左脚在前，脚尖虚点地面者称为左虚步；右脚在前，脚尖虚点地面者为右虚步（图1-5-17）。

动作要求：两脚前后开立，后腿屈膝屈髋下蹲，全脚掌着地，脚尖略外撇；前腿膝关节微屈向前伸出，脚尖虚点地面，身体重心落于后腿，称为虚步。

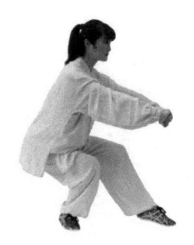

图 1-5-17　虚步

（六）丁字步

上身正直，挺胸直腰，收腹吸臀，下肢虚实分明。

动作要求：两腿直立，一腿在后，脚尖稍外撇；另一腿稍向前方跨出，足跟距站定脚的足弓一拳远，斜面垂直成丁字形。两脚掌均着地，重心落于后腿，称丁字步（图 1-5-18）。

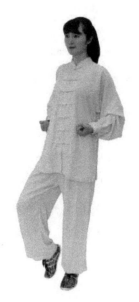

图 1-5-18　丁字步

（七）仆步

上身正直，挺胸直腰，沉臀。

动作要求： 两腿左右开弓，一腿在体侧挺直平仆接近地面，全脚掌着地，脚尖内扣；另一腿屈膝全蹲，大腿与小腿呈 90° 左右，臀部接近小腿，膝部与脚尖稍外展，全脚掌着地；两手抱拳于腰间，并稍向仆腿一侧转体，目视仆腿一侧前方，称为仆步（图 1-5-19）。

（八）歇步

挺胸，直腰，两腿并拢。左脚在前为左歇步，右脚在前为右歇步（图 1-5-20）。

动作要求： 两腿交叉靠拢全蹲，右脚全脚着地，脚稍外展，左脚前脚掌着地，膝部贴近右腿后侧，臀部坐于左腿接近脚跟处，两手抱拳于腰间，眼向右前方平视。

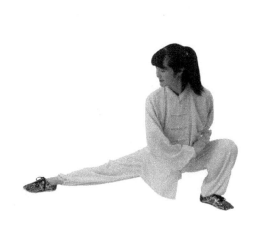

图 1-5-19　仆步

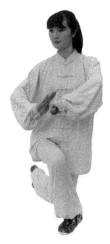

图 1-5-20　歇步

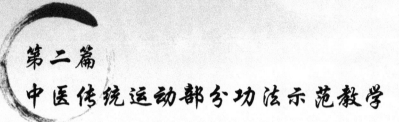

第二篇
中医传统运动部分功法示范教学

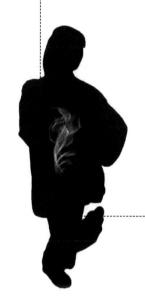

第一章　放松功

放松功是静功的一种，它通过形与神合，以意识导引全身各部位，把身体调整到自然、轻松、舒适的状态，解除身心紧张状态，以消除身体和大脑的疲劳，恢复体力和精力；同时能使意念逐渐集中，排除杂念，安定心神，疏通经络，协调脏腑，有助于增强体质，防治疾病。

一、习练功用

（1）放松形神，祛除紧张。适用于脑力劳动者练习，可以消除大脑的疲劳。

（2）舒畅气血，疏通经络。适用于体力劳动者练习，可以消除肌体的疲劳。

（3）安神宁志，心肾相交。适用于失眠患者练习，也适合学生增强记忆力，缓解考试前的紧张情绪的练习。

（4）行气活血，平肝补肾。适用于高血压、冠心病、中风、青光眼等患者练习。

（5）调和脏腑，平衡阴阳。适用于神经衰弱、胃肠病、哮喘等患者，以及亚健康人群锻炼。

二、习练步骤

（一）三线放松法

三线放松法是将身体分成两侧、前面、后面三条线，各线均有 9 个放松部位，4 个静养止息点，练功时自上而下依次放松的方法。此法比较适合初练功法而意念难以集中者，是放松功的基本方法之一。初练功者采用仰卧或坐式，容易放松；熟练者，可用站式姿势锻炼（图 2-1-1）。

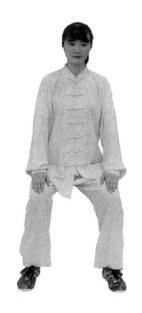

图 2-1-1　三线放松法

（1）第一条线：头顶部（百会）→头部两侧→颈部两侧→两肩→两上臂→两肘关节→两前臂→两腕关节→两手部（止息点：中指中冲穴[①]，在此停留1～2分钟）。

（2）第二条线：头顶部（百会）→面部→颈部→胸部→腹部→两大腿前面→两膝关节→两小腿前面→两足尖部（止息点：足大趾大敦穴[②]，在此停留1～2分钟）。

（3）第三条线：头顶部（百会）→后脑部→项部→背部→腰部→两大腿后面→两腘窝→两小腿后面→两足跟（止息点：脚心涌泉穴，在此停留3～5分钟）。

呼吸、意念和默念"松"字要协调配合，并且要细细体会"松"的感觉。如体会不到"松"感，可先深吸一口气再慢慢吐气，体验"松"的感觉，这样加速松弛反应的到来。

收功：做完三条线的放松锻炼后，将意念收回，意念放在下丹田处，意守

---

① 中冲穴：位于手指中指末端最高点。
② 大敦穴：正坐或仰卧。在足拇趾末节（靠第二趾一侧）甲根边缘外侧0.1寸（约2毫米）处。

5～10分钟结束。

（二）分段放松法

把全身分成若干段，自上而下分段进行放松，常用的分段有两种：

（1）头部（百会）→肩臂手部→胸部→腹部→两腿→两足。

（2）头部（百会）→颈部→两上肢部→胸腹背腰部→两大腿部→两小腿及足部。注意一段，默念"松"2～3遍，再注意下一段，周而复始，放松2～3个循环，止息点在脐中。

本法适用于初练功对三线放松法感到部位多、记忆有困难者。

（三）局部放松法

在三线放松的基础上，单独就身体的某一病变部位或某一紧张点，默念"松"20～30次。本法适用于三线放松法掌握得比较好，而病变部位或紧张点有可能进行放松者，如青光眼患者的眼部、肝病患者的肝区等。

（四）整体放松法

就整个身体作为一个部位，默想放松。整体放松有三种方法：

（1）以喷淋流水般从头到足笼统地向下放松。

（2）就整个身体，以脐为中心，笼统地向外放松并默念"松"。

（3）依据三线放松的三条线，逐条线流水般地向下放松，不停顿。本法适用于三线放松法、分段放松法掌握得比较熟练，能较好地调整身体、安定情绪者；或初练功感到进行三线、分段放松均有困难者；或肝阳上亢、阴虚火旺等上实下虚的患者。

（五）拍打放松法

适用于初学功法或学练其他放松法不见效者，采用拍打的方式，由外动促使内动调节放松，容易见到效果。如果将拍打放松法与按摩穴位的方式结合起来，效果会更好。拍打放松法从头到脚依次分段有节律地拍打放松，同时口中默念"松"字导引。拍打路线：头部→颈部→两肩→两肘关节→两手背→两手指头→胸腹→背腰→两髋→两大腿→两膝→两足背→两足趾（图2-1-2）。

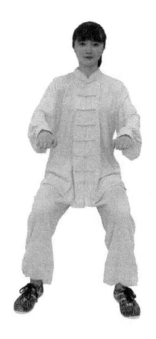

图 2-1-2　拍打放松法

三、习练要点

（1）初学功法者，意念常常一时达不到专一，而有时越想专一，杂念反而会纷至沓来……因此多采用三线放松法和拍打放松法。

（2）防止和消除放松时产生的紧张，方法主要是将意念集中到身体一个接一个放松的部位上，去仔细体验每个部位放松时产生的感觉。这样，自然而然就阻断了其他杂念的产生，达到精神放松。

（3）做到全身放松主要是形体上的放松，使形体做到"松而不懈，紧而不僵"。在此基础上，做到呼吸自然，不紧不慢，顺其自然。

四、呼吸要求

从自然呼吸开始，逐步过渡到腹式呼吸。呼吸与默念相结合，吸气时静静地注意松的部位，呼气时默想部位"松"，同时意想放松的部位如海绵一样柔软。

五、意念要求

（1）意念属流动式意守，松到哪个部位，意念想到哪个部位，意导气行，以意导松，静心体会松后的微观变化。

（2）三线放松的意念是先注意一个部位，然后默念"松"字，再注意下一个部位，再默念"松"，依次放松这三条线，每放松完一条线，将意念轻轻停留在每个止息点上，最后停留在下丹田处。

（3）分段放松法的意念是先注意一段，默念"松"字 2～3 次，然后再注意下一段，依次周而复始，放松 2～3 个循环。

（4）局部放松法的意念是按三线放松法完成后，把意念放在身体某一病变部位或紧张部位进行放松，默念"松"字次数为 20～30 次。

（5）整体放松法的意念是把整个身体作为一个部位，用意想法进行默念放松。

（6）拍打放松法的意念是一边拍打，一边默念拍打部位进行放松。

第二章　内养功

内养功是以呼吸锻炼为主的静功功法，被后人称为"新中国第一功"，即第一个走进医院并进行临床科研研究的功法、第一个被国家认定并向全国推广的功法。

内养功的练习特点是强调呼吸停顿、默念字句、舌体起落、气沉丹田，侧重呼吸锻炼与意守的配合，具有使大脑静、脏腑动的特点。通过特定的姿势、呼吸和意念的操作，实现形体舒适、呼吸调和、意念恬静，从而起到静心守神、培补元气、平衡阴阳、调和气血、疏通经络、协调脏腑等作用。

一、习练功用

（1）助阳祛寒。适用于肾阳亏虚、阳气虚弱、四肢不温者习练。

（2）养阴清热。适用于阴虚火旺、五心烦热者习练。

（3）健脾和胃。适合消化性溃疡、胃下垂、胃黏膜脱垂、慢性胃炎、脂肪肝、肝炎、习惯性便秘等消化系统疾病患者练习，具有促讲胃肠蠕动、消化、吸收和消化腺分泌的功能。

（4）益气宣肺。适合肺结核、肺气肿、哮喘、慢性支气管炎等呼吸系统疾病患者练习。具有改善呼吸，提高机体免疫的功能。

（5）炼液生津。舌动可以刺激唾液腺大量分泌唾液，增进食欲，加强食物消化和吸收的作用。此外，还有君火下降，奉阴精上升，水升火降，水火既济而达阴阳平衡的作用；又因在舌体上有肺、脾、心三大经穴，故舌动能很好地协调心肺脾三经，活跃气血的运行。古称"常养玄谷芝，灌溉瑶池水"（图2-2-1）。

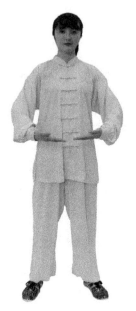

图 2-2-1　内养功

二、习练要点

（1）呼吸调练。停闭呼吸法的锻炼，采取鼻吸鼻呼或鼻吸口呼，先行吸气，随之将气徐徐呼出，呼气后再行一定时间的闭气。这种呼吸法有利于调整呼吸，深长细匀，绵绵不断。

（2）舌体起落。内养功在锻炼时还有舌体的活动，即称为舌动或舌体起落。舌体起落即舌体配合呼吸进行上下起落运动。

（3）默念字句。也称默念字诀，是内养功修炼的一个重要手段。即练功中选择美好的有利于身心健康的词或字句用意默念，但不出声，且有以一念代万念的作用，并通过词句的暗示和诱导亦可导致与词义相应的生理效应，加速病情的治愈和体质的恢复。

（4）培育元气。内养功锻炼结束时，要停止默念和舌动，将腹式停闭呼吸改为匀缓柔和的自然呼吸，进行养育下丹田之气。养气时，丹田部位感觉到充实，同时意想自己轻松恬静，周身有一种暖融融、轻飘飘的舒适感。一切疾病随呼气被排出体外，日月精华之气随吸气而充盈全身。整个身体如同沉浸在温暖的池水里，又如漂浮在海面上，轻松自然，愉悦恬静，培育丹田真元之气。

三、姿势要求

常用有卧式、坐式与站式。坐式是最常用的一种姿势，初学者一般取坐式，年老体弱患者宜选卧式。

（一）卧式

1.侧卧式

一般采用右侧卧为多，以右侧卧为例，侧身卧于床上，头微前俯，腰背稍弯，呈含胸拔背之势，右上肢自然弯曲，掌心向上，五指舒展，置于枕上耳前，距头部约2寸；左上肢自然伸直，掌心向下，五指放松，放于同侧髋部；右下肢自然伸直，左下肢膝关节屈曲为120°，左膝轻放于右下肢膝部，双目轻闭或微露一线之光。若为左侧卧，四肢体位与上相反。胃张力低下，蠕动力较弱及排空迟缓者宜取右侧卧位，而胃黏膜脱垂患者则宜选左侧卧位。

2.仰卧式

全身仰卧于床，口眼轻闭，头微前俯，躯干正直，枕头高低适宜，两臂自然伸直，掌心向内，十指舒展，置于身体两侧，两下肢自然伸直，脚跟相靠，足尖自然分开。卧式要求枕头高低合适，确保头颈左右不倚，舒适平稳。

（二）坐式

端坐在方凳或椅子上，躯体端然，头部正直，略微前俯，含胸拔背，松肩垂肘，掌心向下，十指舒展，轻放于大腿中三分之一处，腰部自然伸直，腹部宜松，臀部平稳地坐在凳子的前三分之一或二分之一处，两脚平分，与肩同宽，小腿与地面垂直，膝关节屈曲90°，口眼轻闭。坐式要求髋关节、膝关节均屈曲成90°，座椅高低不适时，可在臀下垫毛毯或在脚下放踏板调节，以确保姿势正确，躯体放松，经络通畅。

（三）站式

两脚平行分开，与肩同宽，两膝微屈，松腰松胯，收腹敛臀，两臂在身体两侧自然下垂，十指尖朝下。松肩、虚腋、虚灵顶劲，下颌内收，百会朝天。

两眼轻闭或微露一线之光，神不外驰，鼻吸鼻呼，亦可采取抱球式。姿势的选择要根据自己的病情、习惯和身体状况而定，以舒适自然为标准。

四、呼吸要求

内养功的呼吸法较为复杂，要求呼吸停顿、舌动、默念字句、腹式呼吸等动作互相配合。常用的呼吸法有吸—停—呼、吸—呼—停、吸—停—吸—呼三种。

（一）吸—停—呼法

口眼轻闭，用鼻呼吸，先行吸气，吸气时舌尖轻抵上腭，同时以意领气下达小腹，腹部鼓起，吸气后不行呼气，停顿片刻再将气徐徐呼出，呼气时舌阻之下落，同时收腹。配合默念字，以"我健康"为例，吸气时默念"我"字，停顿时默念"健"字，呼气时默念"康"字，如此反复练习 10～30 分钟。吸气、呼气之间的停顿，应逐渐由短到长，切不可勉强拉长，如应用不当，会产生一些不良反应，如憋气、胸痛、腹胀、头昏等。

（二）吸—呼—停法

以鼻呼吸，或口鼻并用，鼻吸口呼。先行吸气，以意领气下达小腹，腹部鼓起，随后缓缓呼气，小腹回缩，呼毕后再行停顿，小腹不动。吸气时舌抵上腭，呼气时舌落下，停顿时舌不动。配合念字，以"我在练功"为例，吸气时默念"我"字，呼气时默念"在"字，停顿时默念"练功"，如此反复练习10～30 分钟。以上两种呼吸法的操作不同，不可能同时并用：两种呼吸法的作用和适应症不同，需根据练功者的具体情况选择其中一种，不可交替运用。

（三）吸—停—吸—呼法

以鼻呼吸，先吸气少许，随着吸气舌抵上腭，小腹鼓起，同时默念第一个字；然后停顿，停顿时舌尖仍抵上腭不动，腹部也不动，默念第二个字；再吸较多量的气，并用意念将气引入小腹，小腹鼓起，默念第三个字；然后将气徐徐呼出，小腹回缩，随之舌尖下落。如此周而复始，做 10～30 分钟。默念字句，不发出声。一般由 3 个字开始，吸气、呼气、停顿各默念 1 个字，以后随着功夫加深、呼吸频率减慢、停顿时间延长，可逐渐增加字数，但一般不超过 9 个字。无论字数多少，字句长短，均配合呼吸停顿及舌动分段默念完。在词意方面，要选择轻松、美好、健康的词句，一般可选"我健康""我在练功""我放松入静""我坚持练功能健康"等。

五、意念要求

（1）默念是思想上默念其字意，但不用读出其声。默念具有排除杂念的作用，通过词的暗示、诱导，可以引起与此相应的生理效应。

（2）选用字句亦需按照病情或其他情况而异。精神紧张者，宜选用"我松静"；脾胃虚弱者，宜选用"脾胃后天之本"；气血两亏者，宜选用"补益气血，强健身体"；气滞胸胁者，宜选用"气机通畅，疏肝理气"，这样有助于开胸下气。

默念字数，开始要少，待呼吸调柔至细后，渐渐增加字数。这里必须指出，默念是呼吸运动中的一项配合动作，并不是控制呼吸快慢或停顿时间长短的手段。否则，就可能影响功法灵活自然的原则。

（3）内养功的意守法是指练功者意念集中于身体的某一特定部位。意守具有排除杂念、集中思想的作用，是较快入静的重要手段。内养功最常用的意守部位在丹田，也可意守膻中、涌泉等。

第三章　站桩功

　　站桩功为传统的站式功法锻炼方法，通过站立的锻炼，使全身或某些部位的松紧度呈持续的静力性状态，从而达到强身保健、防治疾病的作用。站桩以站式呈持续的静力性锻炼，有协调脏腑、平衡机体、强壮身体的功能，对神经衰弱、高血压、溃疡病、关节病、糖尿病及慢性软组织损伤性疾病等，有康复治疗作用。

　　站桩功已经形成了众多的流派。如按姿势来分有自然式站桩、三圆式站桩、下按式站桩、伏虎式站桩、休息式站桩、少林剑指式站桩等。如以其姿势难度来分，则可分高位站桩、中位站桩和低位站桩三种。高位站桩指站桩架势高，膝关节微屈，一般膝盖不超过脚尖，运动量较小，适合于年老体弱的患者锻炼；低位站桩架势低，膝关节夹角约90°，运动量较大，适合于强身和康复期患者的锻炼；中位站桩是介于高、低位之间的一种架势，膝关节夹角约130°，运动量适中，适合强身健体使用。

　　站桩锻炼时的动作、呼吸、意念要协调统一。在初练阶段采用自然呼吸，待练习一段时间有了一定功底之后，则慢慢将呼吸融入意念之中，全神贯注地体会各种练功的意境。

　　训练时应针对不同的个体选择站桩的训练量，训练量过大，疏泄太过；训练量过小，则不能调动人体正气，难以达到练功目的，站桩功的训练量由练功姿势、练功时间、训练频度、持续时间、意念内容与强度等决定。一般而言，初学者可自选一种桩势练功，时间从5分钟开始，逐步增加到60分钟为止，每天练2～3次，连续1～3个月为1个疗程，意念宜简单。

一、自然式站桩

（一）习练步骤

身体自然直立，呼吸调匀，精神放松。左脚向左横跨一步，两脚平行，相距与肩等宽。膝关节微屈，松胯收腹。两手垂于体侧，掌心向内，肘关节微屈。十指分开，指间关节自然微屈，掌心内凹，掌面距身体约 15cm。保持头正身直，虚灵顶劲，含胸拔背，沉肩虚腋，直腰蓄腹，两膝微屈，两目微闭或似看非看前方。两唇轻合，舌抵上腭，下颏内收，面带微笑（图 2-3-1）。

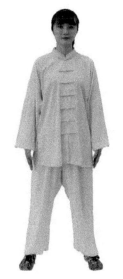

图 2-3-1　自然式站桩

（二）呼吸要求

首先采用自然呼吸为主，锻炼到一定程度后，再逐渐加大呼吸深度与幅度，并向腹式呼吸法过渡。

（三）意念要求

初练者可采用三线放松法，练习到一定程度后，可用意守法，如意守下丹田等。

（四）习练要点

自然呼吸开始，逐步过渡到腹式呼吸。意念训练可采用三线放松法，做到自然而不做作，保持上虚下实，力求躯体稳定。

（五）习练功用

对神经系统有很好的调整作用，能安神定志；并有促进下肢静脉血回流的作用，故对下肢微循环障碍、小动脉痉挛等起到一定的康复作用。

二、三圆式站桩

（一）习练步骤

虚灵顶劲，含胸拔背，沉肩垂肘，松腰收腹，两膝微屈，两脚与肩同宽，脚尖内扣，尽量向内，形成一个圆形；两臂抬起与肩平，肘略低于肩，作环抱树干状，呈圆形；两手十指自然张开，两手心相对，如把球状，呈圆形，以上为三圆。根据手臂弯曲程度的大小而分，分抱球式和环抱式两种。屈曲较小，称抱球式；屈曲较大，称环抱式。抱球式动作，上肢呈半圆形，两手呈抱球状，掌心相对，手指相对，高度与胸相平；环抱式动作，两手似抱树，掌心朝内，置离胸前两尺左右。目光平视或视向前下方。站立姿势可按本人情况，取高、中低位来练习（图2-3-2）。

（二）呼吸要求

开始用自然呼吸法，锻炼日久后，呼吸要深长细匀，随着姿势体位从高位向低位过渡，呼吸调整应加深、加长。

（三）意念要求

意想双手抱住一个回旋的气球，顺时针旋转36圈，由小到大；再逆时针旋转36圈，由大到小；双足踏实，落地生根，不可放松。

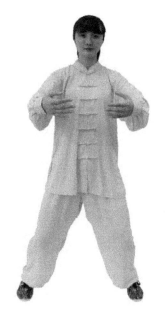

图 2-3-2　三圆式站桩

（四）习练要点

做到手圆、臂圆、足圆。呼吸深长，意守之旋转气球，用意要松，若有若无，绵绵若存。

（五）习练功用

该桩式是将双手、两臂、两足之间摆成三个圆形，促使肩关节、肘关节、腕指关节及髋关节、膝关节、踝趾关节等保持协调，对关节病和脊柱病有较好的疗效。

三、下按式站桩

（一）习练步骤

两脚自然分开，与肩同宽，两臂自然下垂于体侧，手腕背伸，两手指伸直向前，手掌与地面平行，掌心朝下，掌心似按向地面。目光平视或视向前下方，其余同自然式。

（二）呼吸要求

采用顺腹式呼吸，并延长呼气时长。呼气时用意念引导气沉丹田。

（三）意念要求

呼气时用意念引导，使气沉丹田。意守丹田之气如雾露蒸腾，弥漫周身，濡养四肢百骸，五官九窍，最后收气归入丹田。

（四）习练要点

手指伸直，前臂尽量与地面平行，掌心下按，足圆，膝关节屈曲。呼吸调畅，意念轻柔缓和，守护丹田，不可丢弃。

（五）习练功用

该桩式也是根据屈膝的角度分成高、中、低三个体位锻炼。对上肢部的锻炼更加明显，对机体的作用除具有三圆式作用之外，对上肢部疼痛、肩周炎、网球肘、腕管综合征、指部腱鞘炎等病有很好的康复作用。

四、伏虎式站桩

（一）习练步骤

右脚向右前方跨出一步，左脚在后，两脚相距 3 尺左右，身体往下稍蹲，如骑马状（图 2-3-3）；前腿屈成 90°，后腿蹬直；左手顺势摆在左膝上方约 10cm 处，右手放在右膝上方约 10cm 处，左手似按住虎头，右手似握虎尾根部，头仰起，眼向左前方注视；右腿在前时，与上述姿势相反。

（二）呼吸要求

呼吸先采用顺腹式呼吸方法，后逐渐向逆腹式呼吸过渡，呼吸节律、频率要慢，应加大幅度和深度。

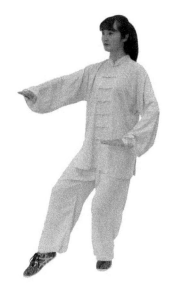

图 2-3-3　伏虎式站桩

（三）意念要求

两目前视，意想胯下有猛虎被伏，意气相合，运气至双胯、双腿、双足，意想两手力按虎头、虎尾。犹如枯树，落地生根。

（四）习练要点

意气相合，手按虎头虎尾，昂头注视，神气充足。注意下盘锻炼，呼吸深长而不做作。

（五）习练功用

该桩式可有效锻炼下肢骨骼肌力量。在锻炼骨骼肌力量的同时，能够加强肌肉与关节、韧带、周围血管、神经等组织的协调性。对促进机体整体的稳定性、协调性有很重要的意义。该桩式适用于腰骶部、下肢部慢性软组织损伤，如对腰椎间盘突出症恢复期、慢性腰肌劳损、骶髂关节紊乱、膝关节和踝关节损伤恢复期有很好的康复作用。

五、休息式站桩

（一）习练步骤

站姿同自然式站桩。两掌提至腰后，以腕背部轻置于两腰眼穴处，腕关节微屈，十指自然分开，指间关节微屈，掌心内凹，沉肩，垂肘，虚腋，其余要求与自然式站桩相同。

（二）呼吸要求

采用自然呼吸法。

（三）意念要求

可将意念集中到腰部，以腰部发热为度。

（四）习练要点

掌置于腰部，似休息之状，呼吸要轻柔、和缓，用意宜轻，似有似无，反复练习。

（五）习练功用

该桩式双掌背置于腰眼部，有辅助腰椎恢复正常曲度的作用，且"腰为肾之府"，取壮腰补肾之用。

六、少林剑指式站桩

（一）习练步骤

左脚向左分开，两脚平行，两脚与肩同宽，两膝微屈。在屈膝下蹲的同时，双臂向正前方缓缓抬起，同时双掌自然变为剑指，抬到与肩平。指尖向前，掌心向下，两臂与肩平成一线。上身正直，微收小腹，轻提尾闾，含胸拔背，头项正直，下颌内收，使百会穴、会阴穴和两脚跟连线的中点成一直线。两脚自然分开，两膝自然弯曲，膝不超过脚尖，膝与脚尖成一直线。两眼平视，双目微闭，似看非看。全身放松，松而不懈（图2-3-4）。

（二）呼吸要求

采用顺腹式呼吸为主，锻炼到一定程度后，可采用逆腹式呼吸方法，气沉丹田。

（三）意念要求

意想丹田中有温热之气团，由小到大，由弱到强，再意想此气团循足三阴经，下至足底涌泉穴，落地生根。之后，将意念引回丹田部，使之由大到小，由强到弱，弥漫周身，濡养神智（图2-3-5）。

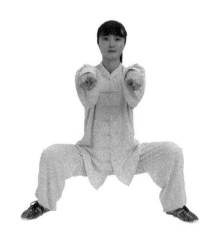 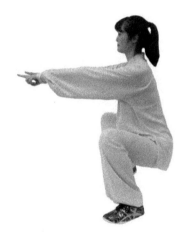

图2-3-4　少林剑指式站桩（正面）　　　图2-3-5　少林剑指式站桩（侧面）

（四）习练要点

两脚平行，略比肩宽；双手食指、中指并拢成剑指；两臂平伸，肩、肘、腕平伸，与肩同宽；膝关节屈曲成高、中、低三个体位。呼吸以顺腹式呼吸为主，尽量延长呼吸时相和深度，意守的部位要低，以温热感为度，并使之循足三阴经。

（五）习练功用

该桩式主要锻炼全身的骨骼肌、关节、韧带，尤其对四肢的锻炼更为明显。能调动全身的气血运行，改善全身血液循环、淋巴循环系统，对加强心脏功能、改善微循环等方面作用明显。

第四章　五禽戏

五禽戏是一种古老的传统功法，"五"指模仿虎、鹿、熊、猿、鸟（鹤）五种动物的动作。"禽"指禽兽，古代泛指动物。"戏"在古代是指歌舞杂技之类的活动，在此指特殊的导引练功方式。

一、习练步骤

1.预备式

（1）两脚并拢，自然伸直；两手自然垂于体侧；胸腹放松，头项正直，下颌微收，舌抵上腭，目视前方。

（2）左脚向左平开一步，稍宽于肩，两膝微屈，松静站立；调息数次，意守丹田。

（3）肘微屈，两臂在体前向上、向前平托，掌心向上，与胸同高，配合吸气。（图2-4-1）

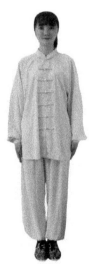

图2-4-1　预备式

（4）两肘屈曲内合，两掌向内翻转，并缓慢下按于腹前，配合呼气。

重复（3）、（4）动作两遍后，两手自然垂于两侧。

2.第一戏　虎戏

虎戏锻炼时要体现虎的威猛。神发于目，虎视眈眈；威生于爪，伸缩有力；神威并重，气势凌人。

（1）第一式　虎举

①接上式。两手掌心向下，十指撑开，再弯曲成虎爪状（虎爪：五指张开，屈曲指间关节，内扣，虎口撑圆）；目视两掌（图2-4-2）。

②随后，两手外旋，由小指先弯曲，其余四指依次弯曲握拳，两拳沿体前缓慢上提。至肩前时，十指撑开，举至头上方，再弯曲成虎爪状（图2-4-3）。

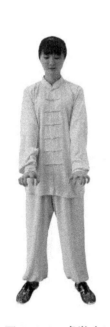
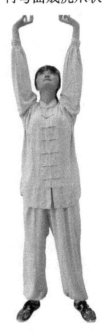

图2-4-2　虎举（1）　　　　　　图2-4-3　虎举（2）

③两掌外旋握拳，拳心相对，目视两拳。

④两拳下拉至肩前时，变掌下按。沿体前下落至腹前，十指撑开，掌心向下，目视两掌。

重复①～④动作三遍，两手自然垂于体侧，目视前方。

（2）第二式 虎扑

①接上式。两手握空拳，沿身体两侧上提至肩前上方。

②两手向上、向前划弧，十指弯曲成"虎爪"，掌心向下；同时上体前俯，挺臂塌腰，目视前方（图2-4-4）。

③两腿屈膝下蹲，收腹含胸；同时，两手向下划弧至两膝侧，掌心向下；目视前下方。随后，两腿伸膝，送髋，挺腹，后仰；同时，两掌握空拳，沿体侧向上提至胸侧；目视前上方。

④左腿屈膝提起，两手上举。左脚向前迈出一步，脚跟着地，右腿屈膝下蹲，成左虚步；同时上体前倾，两拳变"虎爪"向前、向下扑至膝前两侧，掌心向下；目视前下方。随后上体抬起，左脚收回，开步站立；两手自然下落于体侧；目视前方（图2-4-5）。

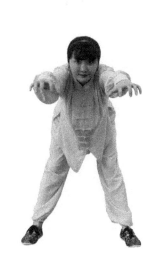

图 2-4-4　虎扑（1）

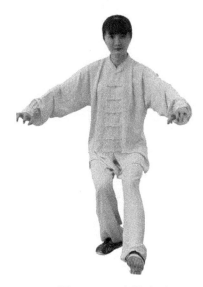

图 2-4-5　虎扑（2）

⑤～⑧动作同①～④，但左右相反。重复①～⑧动作一遍后，两掌向身体侧前方举起，与胸同高，掌心向上，目视前方。两臂屈肘，两掌内合下按，自然垂于体侧，目视前方。

3.第二戏　鹿戏

鹿喜挺身眺望，好角抵，运转尾闾，善奔走，通任、督二脉。习练"鹿戏"时，动作轻盈舒展，神态安闲雅静。

（1）第一式 鹿抵

①接上式。两腿微屈，身体重心移至右腿，左脚经右脚内侧向左前方迈步，脚跟着地；同时，身体稍右转；两掌握空拳，向右侧摆起，拳心向下，高与肩平；目随手动，视右拳。

②身体重心前移；左腿屈膝，脚尖外展踏实；右腿伸直蹬实；同时，身体左转，两掌成"鹿角"（鹿角：中指、无名指弯曲，其余三指伸直张开），向上、向左、向后划弧，掌心向外，指尖朝后，左臂弯曲外展平伸，肘抵靠左腰侧；右臂举至头前，向左后方伸抵，掌心向外，指尖朝后；目视右脚跟。随后，身体右转，左脚收回，开步站立；同时两手向上、向右、向下划弧，两掌握空拳下落于体前；目视前下方（图2-4-6、图2-4-7）。

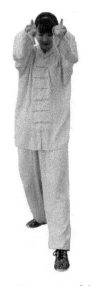 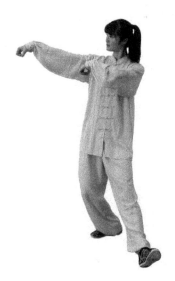

图2-4-6 鹿抵（1）　　　　图2-4-7 鹿抵（2）

③～④动作同①～②，但左右相反。

⑤～⑧动作同①～④，重复①～⑧一遍。

（2）第二式 鹿奔

①接上式。左脚向前跨一步，屈膝，右腿伸直成左弓步；同时，两手握空拳，向上、向前划弧至体前，屈腕，高与肩平，与肩同宽，拳心向下；目视前方（图2-4-8）。

②身体重心后移；左膝伸直，全脚掌着地；右腿屈膝；低头，弓背，收腹；

同时，两臂内旋，两掌前伸，掌背相对，拳变"鹿角"（图2-4-9）。

③身体重心前移，上体抬起；右腿伸直，左腿屈膝，呈左弓步；松肩沉肘，两臂外旋，"鹿角"变空拳，高与肩平，拳心向下；目视前方。

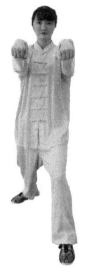
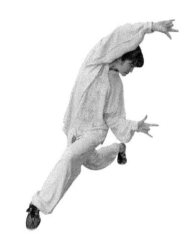

图2-4-8　鹿奔（1）　　　　　　　图2-4-9　鹿奔（2）

④左脚收回，开步直立；两拳变掌，回落于体侧；目视前方。

⑤～⑧动作同①～④，但左右相反。

以上重复①～⑧动作一遍后，两掌向身体侧前方举起，与胸同高，掌心向上；目视前方。屈肘，两掌内合下按，自然垂于体侧；目视前方。

4.第三戏　熊戏

熊戏锻炼时，要表现出熊憨厚沉稳、松静自然的神态。运式外阴内阳，外动内静，外刚内柔，以意领气，气沉丹田；行步外观笨重拖沓，其实笨中生灵，蕴含内劲，沉稳之中显灵敏。

（1）第一式 熊运

①接上式。两掌成"熊掌"（熊掌：握空拳，大指压于食指指甲上，虎口撑圆），拳眼相对，垂手下腹部，目视两拳（图2-4-10）。

②以腰、腹为轴，上体做顺时针摇晃；同时，两拳随之沿右肋部、上腹部、左肋部、下腹部划圆，目随上体摇晃环视。

③～④动作同①～②。

⑤～⑧动作同①～④，但左右相反，上体做逆时针摇晃，两拳随之划圆。做完最后一个动作后，两拳变掌下落，自然垂于体侧，目视前方。

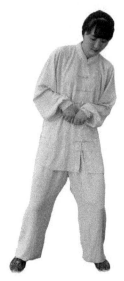

图 2-4-10 熊运

（2）第二式 熊晃

①接上式。身体重心右移；左髋上提，牵动左脚离地，再微屈左膝；两掌握空拳成"熊掌"；目视左前方。

②身体重心前移；左脚向左前方落地，全脚掌踏实，脚尖朝前，右腿伸直；身体右转，左臂内旋前靠，左拳摆至左膝前上方，拳心朝左；右拳摆至体后，拳心朝后；目视左前方（图 2-4-11）。

③身体左转，重心后坐；右腿屈膝，左腿伸直；拧腰晃肩，带动两臂前后弧形摆动；右拳摆至右膝前上方，拳心朝右；左拳摆至体后，拳心朝后；目视右前方。

④身体右转，重心前移；左腿屈膝，右腿伸直；同时，左臂内旋前靠，左拳摆至左膝前上方，拳心朝左；右拳摆至体后，拳心朝后；目视左前方。

⑤～⑧动作同①～④，但左右相反。

重复①～⑧动作一遍后，左脚上步，开步站立；同时，两手自然垂于体侧。两掌向身体侧前方举起，与胸同高，掌心向上；目视前方。屈肘，两掌内合下按，自然垂于体侧；目视前方。

54

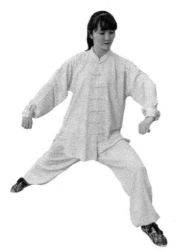

图 2-4-11　熊晃

5.第四戏　猿戏

猿生性好动，机智灵敏，善于纵跳，折枝攀树，躲躲闪闪，永不疲倦。习练"猿戏"时，外练肢体的轻灵敏捷，欲动则如疾风闪电，迅敏机警；内练精神的宁静，欲静则似静月凌空，万籁无声，从而达到"外动内静""动静结合"。

（1）第一式　猿提

①接上式。两掌在体前，手指伸直分开，再捏紧成"猿钩"（猿钩：五指并拢，屈腕）（图 2-4-12）。

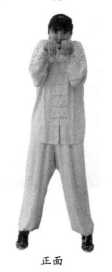

正面

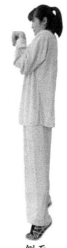

侧面

图 2-4-12　猿提

②两拳上提至胸，两肩上耸，收腹提肛；同时，脚跟提起，头向左转；目随头动，视身体左侧。

③头转正，两肩下沉，松腹落肛，脚跟着地；"猿钩"变掌，掌心向下；目视前方。

④两掌沿体前下按落于体侧；目视前方。

⑤～⑧动作同①～④，但头向右转。重复①～⑧动作一遍。

（2）第二式 猿摘

①接上式。左脚向左后方退步，脚尖点地，右腿屈膝，重心落于右腿；同时，左臂屈肘，左拳成"猿钩"收至左腰侧；右拳向右前方自然摆起，掌心向下。

②身体重心后移；左脚踏实，屈膝下蹲，右脚收至左脚内侧，脚尖点地，成右丁步；同时，右掌向下经腹前向左上方划弧至头左侧，掌心对太阳穴；目先随右掌动，再转头注视右前上方（图2-4-13）。

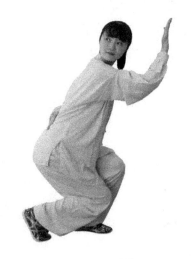

图2-4-13 猿摘

③右掌内旋，掌心向下，沿体侧下按至左髋侧；目视右掌。右脚向右前方迈出一大步，左腿蹬伸，身体重心前移；右腿伸直，左脚脚尖点地；同时，右掌经体前向右上方划弧，举至右上侧变"猿钩"，稍高于肩；左掌向前、向上伸举，屈腕撮钩，成采摘式；目视左掌。

④身体重心后移；左掌由"猿钩"变为"握固"（握固：拇指屈曲，指端压于无名指根部，其余四指握拳）；右手变掌，自然回落于体前，虎口朝前。随

后，左腿屈膝下蹲，右脚收至左脚内侧，脚尖点地，成右丁步；同时，左臂屈肘收至左耳旁，掌指分开，掌心向上，成托桃状；右掌经体前向左划弧至左肘下捧托；目视左掌。

⑤～⑧动作同①～④，但左右相反。

重复①～⑧动作一遍后，左脚向左横开一步，两腿直立；同时，两手自然垂于体侧。两掌向身体侧前方举起，与胸同高，掌心向上；目视前方。屈肘，两掌内合下按，自然垂于体侧；目视前方。

6.第五戏　鸟戏

鸟戏取形于鹤。鹤是轻盈安详的鸟类，人们提及它时往往取意它的健康长寿。习练时，要表现出鹤的昂首挺拔、悠然自得的神韵。仿效鹤翅飞翔，抑扬开合。两臂上提，伸颈运腰，真气上引；两臂下合，含胸松腹，气沉丹田。活跃周身经络，灵活四肢关节。

（1）第一式 鸟伸

①接上式。两腿微屈下蹲，两掌在腹前相叠。

②两掌向上举至头前上方，掌心向下，指尖向前；身体微前倾，提肩，缩项，挺胸，塌腰；目视前下方（图 2-4-14）。

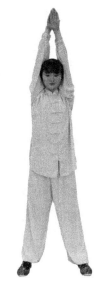 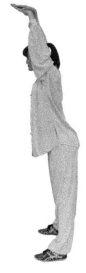

正面　　　　　　　　　　　　　　侧面

图 2-4-14　鸟伸（1）

③两腿微屈下蹲；同时，两掌相叠下按至腹前；目视两掌。

④身体重心右移；右腿蹬直，左腿伸直向后抬起；同时，两掌左右分开，掌成"鸟翅"（鸟翅：五指伸直，中指、无名指略低，其余三指背伸），向体侧后方摆起，掌心向上；抬头，伸颈，挺胸，塌腰；目视前方（图2-4-15）。

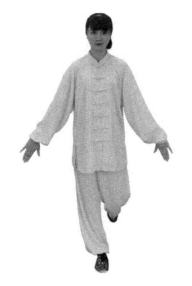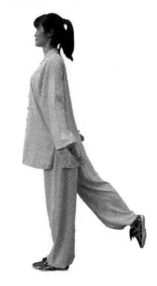

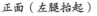

正面（左腿抬起）　　　　　　侧面（右腿抬起）

图2-4-15　鸟伸（2）

⑤～⑧动作同①～④，但左右相反。

重复①～⑧动作一遍后，（右）脚下落，两脚开步站立，两手自然垂于体侧；目视前方。

（2）第二式 鸟飞

接上式。两腿微屈；两掌成"鸟翅"合于腹前，掌心相对；目视前下方。

①右腿伸直独立，左腿屈膝提起，小腿自然下垂，脚尖朝下；同时，两掌呈展翅状，在体侧平举向上，稍高于肩，掌心向下；目视前方（图2-4-16）。

②左脚下落在右脚旁，脚尖着地，两腿微屈；同时，两掌合于腹前，掌心相对；目视前下方。

③～④动作同①～②，但左右相反。

重复①～④动作一遍后，两掌向身体侧前方举起，与胸同高，掌心向上；目视前方。屈肘，两掌内合下按，自然垂于体侧；目视前方。

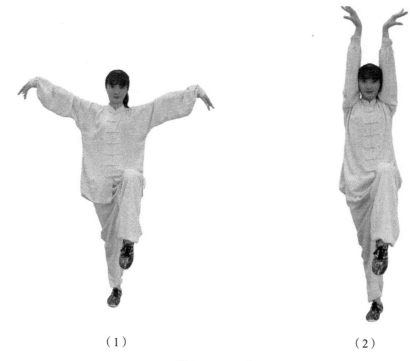

（1）　　　　　　　　　　　　　　　（2）

图 2-4-16　鸟飞

7.收式　引气归元

（1）两掌经体侧上举至头顶上方，掌心向下，吸气（图 2-4-17）。

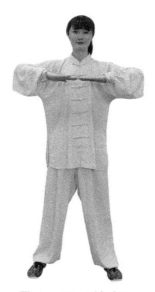

图 2-4-17　引气归元

（2）两掌指尖相对，沿体前缓慢下按至腹前；目视前方，呼气。重复（1）～（2）动作两遍。

（3）两手缓慢在体前划平弧，掌心相对，高与脐平；目视前方。

（4）两手在腹前合拢，虎口交叉，叠掌；眼微闭静养，调匀呼吸，意守丹田。

（5）数分钟后，两眼慢慢睁开，两手合掌，在胸前搓擦至热。

（6）掌贴面部，上下擦摩，浴面3～5遍。

（7）两掌向后沿头顶、耳后、胸前下落，自然垂于体侧；目视前方。

（8）左脚提起向右脚并拢，前脚掌先着地，随之全脚踏实，恢复成预备式；目视前方。

二、呼吸要求

练功前，先调匀呼吸。在每一戏锻炼中，呼吸要自然平稳，不可张口喘息，宜采用腹式呼吸。

三、意念要求

意守丹田，排除杂念，用意想着脐下小腹部，有助于形成腹式呼吸，做到上虚下实。

四、习练要点

（1）全身放松练功时，不仅肌肉要放松，思想神态也要放松，使动作柔中有刚，柔和连贯，不致僵硬。

（2）练习"五禽戏"时，必须把握好"形、神、意、气"四个方面。"形"，即练功时的姿势，要根据动作的名称含义，做出与之相适应的动作造型，动作到位，合乎规范，努力做到"演虎像虎""学熊似熊"。"神"，即神态、神韵。习练功法时，应做到"惟神是守"。"意"，即意念、意境。在习练中，要尽可能排除不利于身体健康的情绪和思想，使思想集中，排除杂念，做到心静神凝。"气"，即指练功时对呼吸的锻炼，也称调息，即习练者有意识地注意呼吸调整。

（3）"五禽戏"虽然动作相对简单，容易学会，但要练得纯熟，动作细化、精化，必须经过一段时间的认真习练。因此，初学者必须先掌握动作的姿势变化和运行路线，初步做到"摇筋骨，动肢节"即可。随后，在习练中要注意动作的细节，可采取上、下肢分解练习，再过渡到以腰为轴的完整动作习练，最后进行完整功法的习练，使动作符合规范，并达到熟练的程度。此时，就要注意动作和呼吸、意识、神韵的结合，充分理解动作的内涵和意境，真正达到"形神兼备、内外合一"。

五、习练功用

（1）虎举。两掌举起，吸入清气；两掌下按，呼出浊气。一升一降，疏通三焦气机，调理三焦功能；手成"虎爪"变拳，可增强握力，改善上肢远端关节的血液循环。

（2）虎扑。引腰前伸，增加了脊柱各关节的柔韧性和伸展度，可使脊柱保持正常的生理弧度；脊柱运动能增强腰部肌肉力量，对常见的腰部疾病有防治作用；脊柱的前后伸展折叠，牵动任、督二脉，起到调理阴阳、疏通经络、推动气血运行的作用。

（3）鹿抵。尾闾运转可起到强腰补肾、强筋健骨的功效，从而防止腰部疾病发生。

（4）鹿奔。两臂内旋前伸，肩、背部肌肉得到牵拉，对颈肩综合征、肩关节周围炎等症有防治作用；重心后坐，意在疏通督脉经气，具有振奋全身阳气的作用。

（5）熊运。活动腰部关节和肌肉，可防治腰肌劳损及软组织损伤；腰腹转动，两掌划圆，引导内气运行，可加强脾胃的运化功能；运用腰、腹摇晃，对消化器官进行体内按摩，可防治消化不良、腹胀纳呆、便秘腹泻等症。

（6）熊晃。身体晃动，意在两胁，调理肝脾；提髋行走，加上落步的微震，可增强髋关节周围肌肉的力量，提高平衡能力，有助于防治下肢无力、髋关节损伤、膝痛等症。

（7）猿提。"猿钩"的快速变化，可增强神经－肌肉反应的灵敏性；两掌上提时，缩项，耸肩，团胸吸气，挤压胸腔和颈部血管；两掌下按时，伸颈，沉肩，松腹，扩大脑腔体积，可增强呼吸，按摩心脏，改善脑部供血；提踵直立，可增强腿部力量，提高平衡能力。

（8）猿摘。眼神的左顾右盼，有利于颈部运动，促进脑部的血液循环；模拟猿猴在采摘橄果时愉悦的心情，可减轻大脑神经系统的紧张度，对神经紧张、精神忧郁等症有防治作用。

（9）鸟伸。两掌上举吸气，扩大胸腔；两手下按，气沉丹田，呼出浊气，可加强肺的吐故纳新功能，增加肺活量，改善慢性支气管炎、肺气肿等病的症状。两掌上举，作用于大椎和尾闾，督脉得到牵动；两掌后摆，身体成反弓状，任脉得到拉伸。这种松紧交替的练习方法，可增强疏通任、督二脉经气的作用。

（10）鸟飞。两臂的上下运动可改变胸腔容积，若配合呼吸运动可起到按摩心肺作用，增强血氧交换能力；拇指、食指的上翘紧绷，意在刺激手太阴肺经，加强肺经经气的流通，提高心肺功能；提膝独立，可提高人体平衡能力。

第五章　六字诀

六字诀，即六字气诀养生法，主要是在呼气时分别用六个字疏通与调和相关脏腑的经络和气血，并有治病健身的功效，是我国古代流传下来的一种养生健体方法，为吐纳法。本法通过"嘘、呵、呼、呬、吹、嘻"六个字的不同发音口型，唇齿喉舌的用力不同，并辅以相应的肢体动作和意念，来调整肝、心、脾、肺、肾人体五大系统，以及三焦乃至全身的气脉运行，进而达到柔筋健骨、强壮脏腑、调节心理等强身健体、养生康复的目的。

一、习练步骤

1.预备式

自然站立，全身放松，两脚分开一步，与肩同宽，头正颈直，百会朝天，内视小腹，轻合嘴唇而舌抵上腭，沉肩坠肘，两臂自然下垂，两腋虚空，肘微屈，含胸拔背，松腰塌胯，两膝微屈，全身放松，呼吸自然平稳，目视前下方。每变换一个字都从预备式起。每次练功时预备式可以多站一会儿，体会松静自然、气血和顺之功效（图 2-5-1）。

起势：屈肘，两掌十指相对，掌心向上，缓缓上托至与胸平。两掌内翻，掌心向下，缓缓下按至腹前；微屈膝下蹲，身体重心稍向后靠，同时两掌内旋，缓缓向前伸至两臂成圆，两掌外旋，掌心向内。起身，两掌缓缓收拢至脐前，虎口交叉相握，静养片刻，自然呼吸，目视前下方。

2.第一式"嘘"字诀

发音与口型："嘘"字音"xū"（读需，音平），属牙音。发音吐气时，嘴角后引，槽牙上下平对，中留缝隙，槽牙与舌边亦有空隙。发声吐气时，气从槽牙间、舌两边的空隙中呼出体外。

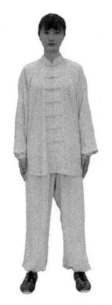
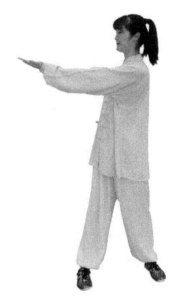

图 2-5-1　预备式　　　　　　　　图 2-5-2　"嘘"字诀

动作操作：两手松开，掌心向上，小指轻贴于腰际，向后收到腰间。两脚不动，身体向左转90°，同时右掌从腰间向身体左侧伸出，与肩同高，并配合口吐"嘘"字音，眼睛随之慢慢睁圆，目视右掌伸出方向，右掌沿原路慢慢收回腰间，同时身体随之转回正前方，目视前下方。然后身体向右转动，伸左掌，呼"嘘"字音，动作及要领与前相同，但方向相反。如此左右交替练习，共做六次（图 2-5-2）。

3. 第二式"呵"字诀

发音与口型："呵"字音"kē"（读科，音平），属舌音。发声吐气时，舌体上拱，舌边轻贴上槽牙，气从舌与上腭之间缓缓吐出体外。

动作操作：两掌微微上提，指尖朝向斜下方，屈膝下蹲；同时，两掌缓缓向前下约45°方向插出。屈肘收臂，两掌靠拢，两掌小指侧相靠，掌心向上呈捧掌，约与脐平，目视两掌心，两膝缓缓伸直，同时屈肘，两掌捧至胸前，转成掌心向内，两中指约与下颏同高，两肘外展，与肩同高，两掌内翻，掌指朝下，掌背相靠，缓缓下插，同时口吐"呵"字音。两掌下插，与脐平时，微屈膝下蹲，两掌内旋，掌心向外，缓缓向前伸出至两臂成圆。第二遍，两掌外旋呈捧掌，然后重复前面的动作，反复六遍（图 2-5-3）。

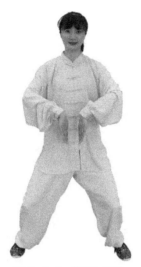

图 2-5-3　"呵"字诀

4.第三式"呼"字诀

发音与口型："呼"字音"hū"（读乎，音平），属喉音。发声吐气时，舌两侧上卷，口唇撮圆，气从喉出后，在口腔形成一股中间气流，经撮圆的口唇呼出体外。

动作操作：当上势最后一次两掌向前伸出后，外旋，转掌心向内对准肚脐，两膝缓缓伸直，同时两掌缓缓合拢，至肚脐前约 10cm。微屈膝下蹲，口吐"呼"字音，同时两掌向外撑，至两臂成圆形，然后再合拢，外撑，如此反复练习六遍（图 2-5-4）。

5.第四式"呬"字诀

发音与口型："呬"字音"sī"（俗读四，音平），属齿音。发声吐气时，上下门牙对齐，留有狭缝，舌尖轻抵下齿，气从门牙齿间呼出体外。

动作操作：两膝缓缓伸直，同时，两掌自然下落，掌心向上，十指相对，两掌缓缓向上托至与胸平。两肘下落，夹肋，两手顺势立掌于肩前，掌心相对，指尖向上，两肩胛骨向脊柱靠拢，展肩扩胸，仰头缩项，目视斜上方。微屈膝下蹲，口吐"呬"字音，同时，松肩伸项，两掌缓缓向前平推，逐渐转成掌心向前亮掌，目视前方。两掌外旋腕，转成掌心向内，两膝缓缓伸直，同时屈肘，两掌缓缓收拢至胸前约 10cm。然后再落肘，夹肋，立掌，展肩扩胸，仰头缩项，推掌，吐"呬"。重复六遍（图 2-5-5）。

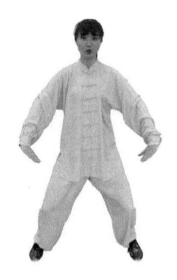

图 2-5-4 "呼"字诀

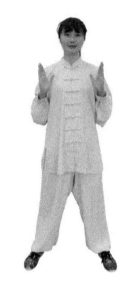

图 2-5-5 "呬"字诀

6. 第五式 "吹"字诀

发音与口型："吹"字音"chuī"（读炊，音平），属唇音。发声吐气时，舌体、嘴角后引，槽牙相对，两唇向两侧拉开收紧，气从喉出后，从舌两边绕舌下，经唇间缓缓呼出体外。

动作操作：内掌前推，然后松腕伸掌，变成掌心向下，两臂向左右分开，经侧平举向后划弧型，再下落至腰部，两掌心轻贴腰，两膝下蹲，同时口吐"吹"字，两掌下滑，前摆，屈肘提臂，环抱于腹前，掌心向内，约与脐平，两膝缓缓伸直，同时两掌缓缓收回至腹部，指尖斜向下，虎口相对。两掌沿带脉向后摩运至后腰部，然后再下滑，前摆，吐"吹"字。反复六遍（图 2-5-6）。

7. 第六式 "嘻"字诀

发音与口型："嘻"字音"xī"（读希，音平），为牙音。发声吐气时，舌尖轻抵下齿，嘴角略从后引并上翘，槽牙上下轻轻咬合，呼气时使气从槽牙边的空隙经过呼出体外。

动作操作：两掌自然下落于体前，内旋，掌背相对，掌心向外，指尖向下，目视内掌。两膝缓缓伸直，同时提肘带手，经体前上提至胸，两手继续上提至面前，分掌、外开，上举，两臂呈弧形，掌心斜向上，目视前上方，曲肘，两手经面前收至胸前，两手与肩同高，指尖相对，掌心向下，目视前下方，屈膝下蹲，同时口吐"嘻"字，两掌缓缓下按至肚脐前。两掌继续向下，向左右外分至左右胯旁约 15cm 处，掌心向外，指尖向下。两掌收至体前，掌背相对，掌心向外，指尖向下，目视两掌。然后再上提，下按，吐"嘻"字。如此，反复练习六遍（图 2-5-7）。

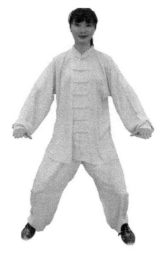

图 2-5-6 "吹"字诀

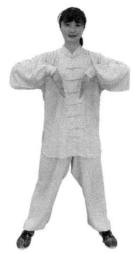

图 2-5-7 "嘻"字诀

（二）收式

动作操作：两手外旋，转掌心向内，缓缓收回，虎口交叉相握，轻抚肚脐，两腿缓缓伸直，目视前下方，静养片刻。两掌以肚脐为中心揉腹，顺时针六圈，逆时针六圈，两掌松开，两臂自然垂于体侧，目视前下方（图 2-5-8）。

二、呼吸要求

采用顺腹式呼吸。呼气时读字，同时提肛、收小腹、缩肾（环跳穴处肌肉收缩），重心后移至脚跟，脚趾轻微点地，吸气时，两唇轻合，舌抵上腭，全身放松，腹部自然隆起，空气自然吸入。六个字都可参照此法呼吸。这种呼吸对人体脏腑产生类似按摩的作用，有利于促进全身气血的运行，并且功效非常明显。初学者呼吸时要注意微微用意，做到吐惟细细，纳惟绵绵，有意无意，绵绵若存，不能用力，绝不可故意用力使腹部鼓胀或收缩。呼吸要求"匀、细、柔、长"，每个字读六遍后，调息一次，稍事休息，恢复自然。

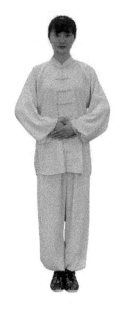

图 2-5-8　收式

三、意念要求

（1）精神内守、思想集中。注意力集中在与动作、呼吸、吐音的配合上，不可过分强调意念的活动，应该保持协调自然。若意念过重，反而达不到松静自然的要求。

（2）嘘字功平肝气，意念领肝经之气，由足大趾外侧之大墩穴起，沿足背上行，过太冲、中都至膝内侧，再沿大腿内侧上绕阴器达小腹，挟胃脉两旁，属肝，络胆，上行穿过横膈，散布于胸胁间，沿喉咙后面，经过上颌骨的上窍，联系于眼球与脑相联络的络脉，复向上行，出额部，与督脉会于泥丸宫；另一支脉从肝脏穿过横膈膜而上注与肺，经中府、云门，沿手臂内侧之前缘达大拇指内侧的少商穴。

（3）呵字功平心气，以意领气，由脾经之井穴隐白上升，循大腿内侧前缘进入腹里，通过脾脏、胃脏，穿过横膈膜注入心中，上挟咽，连舌本入目，上通于脑。其直行之脉从心系上行至肺部，横出腋下，入心经之首极泉，沿着手臂的内侧后缘上行，经少海、神门、少府等穴直达小指尖端之少冲穴。

（4）呼字功平脾气，当念呼字时，足大趾稍用力，则经气由足趾内侧之隐白穴起，沿大趾赤白肉际上行，过大都，太白，公孙，内踝上三寸胫骨内侧后缘入三阴交，再上行过膝，由大腿内侧经血海，上至冲门、府舍入腹内，属脾脏，络胃腹，挟行咽部，连于舌根，散于舌下，注于心经之脉，随手势高举之行而直达小指尖端之少冲。

（5）呬字功平肺气，引肝经之气由足大趾内侧之大墩穴上升，沿腿的内侧上行入肝，由肝的支脉分出流注于肺，从肺系横行出来，经中府、云门，循臂内侧的前缘入尺泽，下寸口，经太渊走入鱼际，出拇指尖端之少商穴。

（6）吹字功平肾气，当念吹字时足跟用力，肾经之经气从足心涌泉上升，经足掌内侧，沿内踝骨向后延伸，过三阴交，经小腿内侧出腘窝，再沿大腿内侧股部内后缘通向长强脊柱，入肾脏，下络膀胱。上行之支脉入肝脏，穿横膈膜进人肺中，沿喉咙入舌根部；另一支脉从肺出来入心脏，流注胸中与心包经相接，经天池、曲泽、大陵、劳宫到中指尖之中冲穴。

（7）嘻字功平三焦，以意领气，出足窍阴、至阴上踝入膀胱经，由小腹处上行，联络下、中、上三焦至胸中，转注心包经，由天池、天泉至曲泽、大陵至劳宫穴，别入三焦经。吸气时即由手第四指端关冲穴起，沿手臂上升贯肘至肩，走肩井之后，前入缺盆，注胸中，联络三焦。上行分支穿耳部至耳前，出额角下行至面颊，流注胆经，由风池、日月、环跳下至足窍阴穴。

四、习练要点

（1）动作要舒展大方、缓慢柔和、圆转如意，好似行云流水、婉转连绵，体现功法独特的宁静与柔和之美。

（2）功法要求所有动作特别是肘关节和膝关节要尽量放松，尤其不能影响呼吸吐纳和吐气发声匀、细、柔、长的基本要求。

（3）宜用校正读音的方法来达到初步规范口型的目的，然后用规范的口型来控制体内气息的出入。

（4）初学者宜出声练习，且先大声，后小声；熟练后，则逐渐转为轻声练习。练习日久，功法纯熟之后，可以转为吐气不发声的"无声"练习方法。

（5）循序渐进，持之以恒。练功时宜选择空气清新、环境幽静的地方，最好穿运动服或比较宽松的服装，以利于动作的完成与身体气血的流通。同时，要始终保持全身放松、心情舒畅、思想安静，以专心练功。

五、习练功用

六字诀对应脏腑，通过呼吸导引，协调脏腑功能。

（1）锻炼"嘘"字功，可以治疗肝火旺肝虚肝肿大、食欲不振、消化不良、眼疾、头晕目眩等。

（2）锻炼"呵"字功，可用于心悸、心绞痛、失眠、健忘、出汗过多、舌体糜烂、舌强语塞等治疗。

（3）锻炼"呼"字功，可用于脾虚、腹泻、腹胀、皮肤水肿、肌肉萎缩、脾胃不和、消化不良、食欲不振、便血、女子月经病、四肢乏力等治疗。

（4）锻炼"呬"字功，可用于外感伤风、发热咳嗽、痰涎上涌、背痛怕冷、呼吸急促、气短、尿频而量少等治疗。

（5）锻炼"吹"字功，可用于腰腿无力或冷痛、目涩健忘、潮热健忘、头晕耳鸣、男子遗精或阳痿早泄、女子梦交或子宫虚寒、牙动摇、发脱落等治疗。

（6）锻炼"嘻"字功，适用于三焦不畅而引起的耳鸣、眩晕、喉痛、咽肿、胸腹胀闷、小便不利等治疗。

第六章　八段锦

　　八段锦是我国经典传统保健功法之一，由八段如"锦"缎般优美、柔顺的动作组成，是内练"精、气、神"的保健养生功。八段锦不但是人们防治疾病的常练功法，而且也是强身健体、提高体力常练的功法之一。八段锦共八节，分武八段与文八段两种。武八段多为站裆式或马步式，适合青壮年与体力充沛者；文八段为坐式练法，功法恬静，运动量小，适于中老年人起床前或睡觉前锻炼。本书为适应练功特点选用武八段方法。

一、习练步骤

（一）第一段　两手托天理三焦

1.预备
　　两脚并拢，自然站立；肩臂松垂于体侧；头项正直，用意轻轻上顶，下腭微内收，眼向前平视；勿挺胸，勿驼背，腹部内收，勿前凸，腰部直立，宜放松。精神内守，神态安宁，呼吸自然。其他各段的预备动作，均与此式相同。

2.交叉上举
　　左脚向左平跨一步，与肩同宽；两手腹前交叉；眼看前方（图2-6-1）。

3.侧分前俯
　　两手向体侧左右分开下落，成侧平举，掌心向上；之后，两膝伸直，上体前俯，两手翻掌向下，在膝部下方十指交叉互握。

4.直体翻掌
　　上体抬起，两手沿身体中线上提至胸前，翻掌上托至头上方，两臂伸直上顶，提踵，抬头；眼视手背（图2-6-2）。

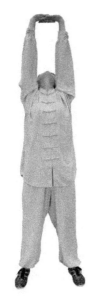 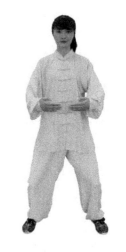

图 2-6-1　交叉上举　　　　　　　　　图 2-6-2　直体翻掌

5.收式

脚跟落地，两手侧分下落，左脚收回，并步直立。

（二）第二段　左右开弓似射雕

1.预备

同第一式，松静站立，精神内守，呼吸自然。

2.马步平举

左脚向左平跨一大步，屈膝下蹲，成马步；两手提至侧平举。

3.右盘合抱

两臂屈肘交叉于胸前，右手在外，两掌心向里；同时重心左移，右脚屈膝提起，脚踝盘在左大腿上，右脚下落。

4.左推拉弓

右手握拳，屈肘向右平拉；左手成八字状，缓缓用力向左推出，高与肩平，掌心向外（图 2-6-3）。

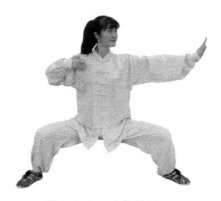

图 2-6-3　左推拉弓

5.收式

两手经体侧下落，左脚收回，并步直立。以上为左式动作，右式动作与左式动作相同，惟左右相反。

（三）第三段　调理脾胃须单举

1.预备

同第一式，松静站立，精神内守，呼吸自然。

2.开步上举

左脚平开一大步，与肩同宽，两掌仰掌向上，十指相对，从体前上托至胸平。

3.上举下按

右手翻掌上举至手臂伸直，指尖朝左；左手翻掌下按于体侧，至手臂伸直，指尖朝前；抬头直腰，眼视前方（图 2-6-4）。

4.收式

两臂带动两掌于体侧划弧至平举，然后下落，左脚收回，并步直立。右式与左式动作相同，惟左右相反。

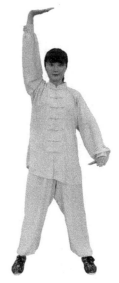

图 2-6-4　上举下按

（四）第四段　五劳七伤往后瞧（图2-6-5）

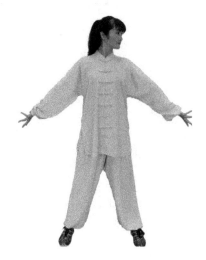

图2-6-5　五劳七伤往后瞧

1.预备

同第一式，松静站立，精神内守，呼吸自然。

2.开掌旋臂

左脚向左开一步，与肩同宽。两臂外旋，外展约30°，两掌旋开，掌心朝外。

3.转头后瞧

随呼吸旋转颈项，向左转头，至目视后方。

4.收式

随呼吸转回头颈，两臂转回，下落于体侧，并步直立。右式与左式动作相同，惟左右相反。

（五）第五段　摇头摆尾去心火

1.预备

同第一式，松静站立，精神内守，呼吸自然。

2.马步下按

左脚向左平跨一大步，成马步；两手经体侧上举至头前交叉，下落按于膝上，虎口向里。

3.左俯摇转

上体向右前方探俯，最大幅度向左摇转，左腿蹬伸，重心右移，拧腰切胯；眼视右下方（图 2-6-6）。

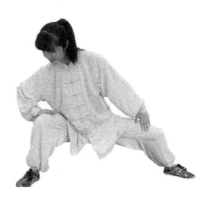

图 2-6-6　　左俯摇转

4.右俯摇转

与左俯摇转相同，惟方向相反。

5.马步环抱

上体直起，两手划弧胸前环抱，掌心向里，指尖相对。

6.向左平绕

上体稍向右转，两臂随之摆动。上体自左向右环绕一周，两臂随之平绕一周，成马步胸前环抱姿势。

7.收式

两手落于体侧，左脚收回，并步直立。

（六）第六段　双手攀足固肾腰

1.预备

同第一式，松静站立，精神内守，呼吸自然。

2.上举后仰

两臂体前上举至头顶，掌心向前。

3.俯身攀足

上体前俯，两手指攀握脚尖，直膝。

4.直立上行

上体直起，两手沿大腿内侧上行至腹前。

5.按腰后仰

两手左右分开，沿带脉向后按于肾俞穴；上体后仰，抬头（图2-6-7）。

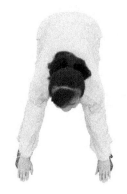 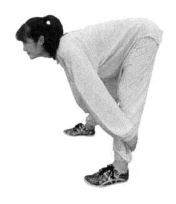

正面（对应3）　　　　　　　　　　侧面（对应5）

图 2-6-7　俯身攀足

6.收式

两手落于体侧，左脚收回，并步直立。

（七）第七段　攒拳怒目增气力

1.预备

同第一式，松静站立，精神内守，呼吸自然。

2.马步握拳

左脚向左平跨一步，屈膝下蹲，成马步；两手握拳于腰间。

3.马步冲拳

左拳向前冲出，拳眼向上，两眼瞪视左拳，左拳收回。右拳向前冲出，拳眼向上，两眼瞪视右拳，右拳收回（图2-6-8）。

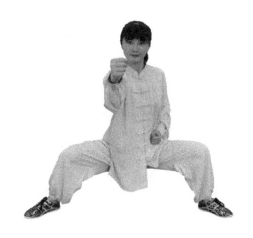

图 2-6-8　马步冲拳

4.弓步叉拳

上体左转，成左弓步；同时，两拳体前交叉。

5.上举平劈

两拳交叉上举至头上方，左右分开，向下劈拳，拳眼向上，高与肩平；眼视右拳。

6.马步握拳

上体右转成马步；两拳收于腰间，拳心向上。

7.弓步叉拳

同 4 式，惟方向相反。

8.上举平劈

同 5 式，惟方向相反。

9.马步合抱

上体左转，成马步；两臂屈肘交叉抱于胸前，拳心向里。

10.伸肘崩拳

两臂伸肘，向两侧冲拳，眼平视。

11.收式

两臂下落体侧，左脚收回，并步直立。

（八）第八段　背后七颠百病消

1.预备

同第一式，松静站立，精神内守，呼吸自然。

2.提踵按腰

脚跟上提，两臂屈肘上行至背后脊柱两侧，按压于肾俞穴。

3.上下抖动

脚跟不着地，身体上下抖动七次，再尽力提踵，头向上顶；随之脚跟轻轻着地，两手落于体侧（图2-6-9）。

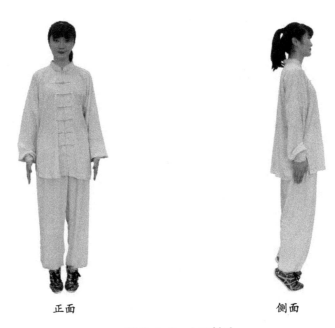

正面　　　　　　　　　　　　　　　　　側面

图 2-6-9　上下抖动

4.结束动作

两臂经体侧上举于头顶上方，配合吸气；再经体前徐徐下按至腹前，配合呼气。重复多次后，立正还原。

二、呼吸要求

初练者，以自然呼吸为主，待练到一定程度后，可逐渐与动作配合。

三、意念要求

意念自然，要"似守非守，绵绵若存"，过于用意会造成气滞血瘀、精神紧张。松静自然，是八段锦练习的基本要领，也是最根本的法则。

四、习练要点

（1）八段锦练习前，要做好准备工作，换穿宽松衣服、练功鞋或软底布鞋，停止剧烈的脑力、体力活动。练功中，每段动作要求伸展、缓慢、柔和，肌肉放松，用力适度，切不可用蛮力、僵力。神态上要安宁祥和，精神内守，排除一切杂念。练习完毕，应注意保暖，不可当风。

（2）八段锦共有八段，可视每人具体情况，选择其中一段、几段或整套进行锻炼，但应循序渐进，持之以恒。练习时间、强度因人而异，一般以每天1～2次、每次练至微微汗出为宜。

五、习练功用

（1）两手托天理三焦。通调三焦气机，有利于培育元气，对支气管哮喘、功能性消化不良、便秘、慢性胆囊炎、失眠及脊柱相关疾病有效。

（2）左右开弓似射雕。通过颈、胸、腰的左右拧转，可改善各部位的血液循环，达到宽胸理气、增强心肺功能的作用。

（3）调理脾胃须单举。舒散脾胃气滞、疏通中焦气血。通过本式的抻拉动作，使经过胸腹部的足太阴脾经、足阳明胃经得到舒展，特别是使肝、胆、脾、胃等脏器受到牵拉，可增强胃肠蠕动，使脾胃功能得到调理。

（4）五劳七伤往后瞧。拧转脊柱，可使督脉气血通畅，从而增加脑部供血，加强心肺功能，调理脾胃，并能强腰健肾，对"诸虚劳损""五劳七伤"所指的各种虚损性疾病有一定疗效。

（5）摇头摆尾去心火。手少阴心经和足少阴肾经得到疏通调节，使居于下焦之肾水上升，以清养心火，从而达到水火既济，阴平阳秘。

（6）双手攀足固肾腰。通过腰部俯仰动作，刺激了督脉及足太阳膀胱经腧穴，锻炼了人体脊柱功能，故能固肾壮腰，对腰肌劳损、坐骨神经痛及泌尿系统疾病有一定疗效。

（7）攒拳怒目增气力。"攒拳"可致筋骨强健，气力倍增；"怒目"则可疏泄肝气，调和气血，使肝脏的功能处于正常状态。

（8）背后七颠百病消。补益督气，疏通经络，调和气血，适当的振动对人体骨骼、肌肉、内脏等均有益，久练可增强人体抵抗力，祛病强身。

第七章　保健功

保健功是根据传统导引术整理改编而成的。它是一种以自我按摩为主，辅以呼吸、意念活动的功法。其动作简单、易学易记，柔韧缓和，功法练习安全可靠，不会出偏，是男女老少皆宜的保健功法。功法包括：耳功、鼻功、舌功、眼功、擦面、项功、揉肩、搓腰等，辅以静坐，作用平缓。虽运动量不大，但确有其功效。它既可防病治病，又可保健强身，对体弱患者和老年人尤为适宜。

一、静坐

（一）习练步骤

平坐、靠坐或盘坐；口眼微闭，头正颈松，下颌微收，舌抵上腭，眉舒面和；松肩含胸，躯干端正；两上肢自然下垂，两手四指轻握拇指，分别放在两侧的大腿上；意守丹田，用鼻呼吸 50 次。初练者可以采用自然呼吸，日久呼吸可以逐渐加深，也可以采用深呼吸或腹式呼吸。完成后将舌自然放下（图 2-7-1）。

（二）习练要点

意守丹田要做到似守非守，绵绵若存，不要刻意意守。

（三）习练功用

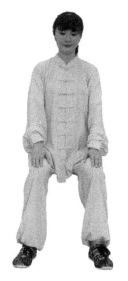

图 2-7-1　静坐

静坐可安定情绪，排除杂念，放松肌肉，平静呼吸，培育元气，可为以下各式功法的锻炼做好预备。

二、耳功

（一）习练步骤

（1）先将两手搓热，用搓热的两手心上下搓揉耳郭（轮）9～18次。

（2）两手交替经头顶拉扯对侧耳郭（轮）上部9～18次。

（3）用两手大鱼际压在耳屏处堵塞耳道，然后突然放开，如此按放反复9次。

（4）两手鱼际堵住耳道，手指自然位于后脑枕部，此时用食指稍稍用力按压中指并顺势滑下弹击后脑枕部24次，可听到"咚咚"的声响，古称"鸣天鼓"（图2-7-2）。

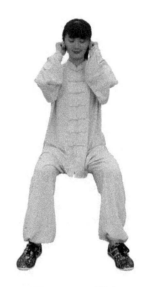

图 2-7-2　耳功

（二）习练要点

操作此势时两手要稍用力压住两耳，堵住外耳道。

（三）习练功用

搓揉耳郭可以刺激听神经，使听力增加，防止耳鸣、耳聋等耳科疾病。按放耳道造成耳道内压力的变化，对增强耳膜弹性，防止耳膜内陷有较好的作用。此外，由于耳部与全身各脏腑经络有密切的联系，所以搓揉耳郭还有调节五脏六腑和经络的功能。鸣天鼓可给大脑以温柔的刺激，有调节中枢神经的作用。肾开窍于耳，鸣天鼓以实肾气，对防治肾气亏虚的头晕、耳鸣、耳聋、健忘以及老年性痴呆有一定作用。

三、叩齿

（一）习练步骤

上下牙齿轻轻叩击 36 次。叩齿时可先叩门齿，再叩大齿，也可以同时一起叩（图 2-7-3）。

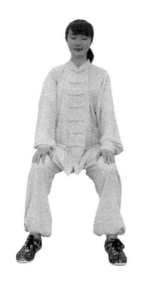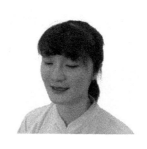

图 2-7-3 叩齿

（二）习练要点

叩齿时上下牙不要用力过重。

（三）习练功用

叩齿可以刺激牙齿，改善牙齿和牙周的血液循环，保持牙齿坚固，从而预防牙病的发生。此外，由于齿为骨之余，肾主骨，所以经常叩齿可益肾固本。

四、舌功

（一）习练步骤

古称"搅海""赤龙绞海"。用舌在口腔内壁与上下牙齿之间轻轻搅动，顺时针和逆时针方向各旋转 18 次，产生的唾液暂时不要咽下，接着做漱津动作（图 2-7-4）。

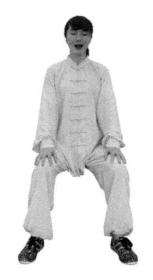

图 2-7-4　舌功

（二）习练要点

搅舌时，唇并拢，舌头匀速搅动。次数可由少到多，不强求一次到位，尤其是对高龄有中风先兆者，由于舌体较为僵硬，搅舌较困难，故应注意。可先搅 3 次，再反向 3 次，逐渐增加至以能承受为度。

（三）习练功用

舌功，能刺激消化腺的分泌，使口腔内津液增多，并间接刺激胃肠消化液分泌增多，以改善消化功能，促进营养物质的吸收。

五、漱津

（一）习练步骤

闭口，将舌功产生的唾液鼓漱 36 次后，再分 3 次咽下，咽下时用意念导引着唾液慢慢到下丹田。

（二）习练要点

鼓漱时，不论口中是否有津液，都要做出津液很多状的鼓漱动作。

（三）习练功用

口中唾液为津液，将津液分三口下咽丹田，此为炼津化气的过程。

六、擦鼻

（一）习练步骤

（1）用两手拇指第二节指背，轻轻上下摩擦鼻翼两侧 9 ～ 18 次。
（2）用食指揉按迎香穴 9 ～ 18 次。

（二）习练要点

擦鼻时用力不宜过大，以免擦破皮肤。揉按迎香穴时可适当加力。

（三）习练功用

擦鼻能增强上呼吸道的抵抗力，有预防感冒和治疗慢性鼻炎、过敏性鼻炎的作用。

七、目功

（一）习练步骤

（1）轻闭双目，微屈拇指，以指关节沿眉由内向外轻擦9～18次（图2-7-5）。

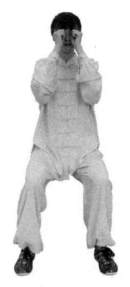

图2-7-5　目功

（2）同样方法轻擦上下眼睑9～18次。

（3）两手互搓至热，用手心热烫眼珠三次。

（4）用两手中指指腹点揉"睛明""鱼腰""瞳子髎""承泣"等穴各9～18次。

（5）两目轻闭，两眼球顺时针、逆时针旋转各9～18次。

（6）轻轻睁开双眼，由近及远眺望远处的绿色植物。

（二）习练要点

每烫一次眼珠，均将双手搓热。旋转眼球时，速度不宜太快，次数由少渐多，刚开始练习时不一定要达到规定的次数，否则部分习练者可有目胀、头昏、呕吐等反应。

（三）习练功用

目功可改善眼部的血液循环，加强眼肌的活动能力，改善视力，明目调肝，防治目疾。

八、擦面

（一）习练步骤

擦面也称"干洗脸""干浴面"，是用两手互搓至热，按在前额，由前额经鼻两侧往下擦，直至下颌为止，再由下颌反向上擦至前额，如此反复进行，共做36次（图2-7-6）。

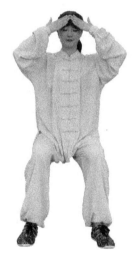

图 2-7-6　擦面

（二）习练要点

擦面时，手心贴紧面部，用力适度。

（三）习练功用

擦面能改善面部血液循环，疏通经络，增强面部神经活动，使面部红润光泽，减少皱纹，具有美容效果。

九、项功

（一）习练步骤

（1）两手十指相互交叉抱于颈后部，仰头，两手向前用力，颈部向后用力，如此相互争力3～9次。

（2）用两手掌大小鱼际交替揉按风池穴，顺、逆时针各9～18次（图2-7-7）。

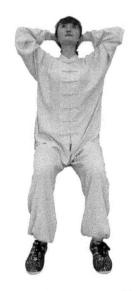
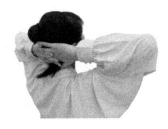

图 2-7-7　项功

（二）习练要点

两手用力向前，十指扣紧，颈部用力向后，仰头。

（三）习练功用

项功可增强颈项部的肌力，改善局部血液循环，对于颈部经脉阻滞引起的头晕、头痛、目眩、颈肩痛、上肢麻木疼痛等有较好的防治作用。

十、揉肩

（一）习练步骤

用左手掌揉右肩 18 次，再用右手掌揉左肩 18 次（图 2-7-8）。

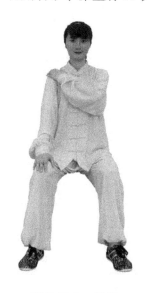

图 2-7-8　揉肩

（二）习练要点

揉肩时手腕放松，掌心贴紧肩部，动作灵活，压力轻柔，带动该处皮下组织一起揉动，不应有体表的摩擦和移动。

（三）习练功用

揉肩可促进肩部血液循环，改善肩关节的功能，治疗和预防肩关节疾病。

十一、夹脊功

（一）习练步骤

两手轻轻握拳，肘关节弯曲 90°，两上肢前后交替摆动各 18 次（图 2-7-9）。

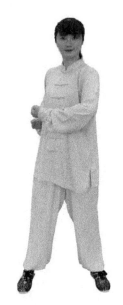

图 2-7-9　夹脊功

（二）习练要点

前后摆动时，两腋略收，向后摆稍用力，向前摆手臂自然钟摆。

（三）习练功用

夹脊功可疏肝解郁，增强内脏功能，改善肩关节及胸部肌肉的活动，促进血液循环，防治肩关节和内脏疾病。

十二、搓腰

（一）习练步骤

又称"搓内肾"，将两手互相搓热，然后热手上下搓腰部两侧各 18 次（图 2-7-10）。

（二）习练要点

将手搓热，用两手掌面轻轻地在腰部作快速来回搓揉。

（三）习练功用

搓腰能促进腰部的血液循环，缓解腰部肌肉痉挛，达到壮腰健肾的功效，能防治腰部疼痛、痛经、闭经、阳痿、遗精、早泄等病症。

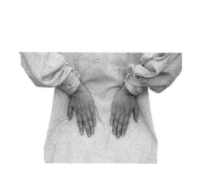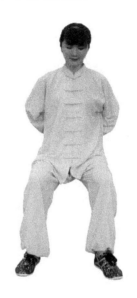

图 2-7-10　搓腰

十三、搓尾骨

（一）习练步骤

用两手的食指和中指搓尾骨部两侧，两手各做 36 次。

（二）习练要点

食指、中指并拢，上下搓尾闾两侧。

（三）习练功用

搓尾骨能改善肛周的血液循环，通督脉，防治痔疮、便秘、脱肛及妇科盆腔疾病。

十四、擦丹田

（一）习练步骤

（1）将两手掌搓热。

（2）用左手手掌沿大肠蠕动方向绕脐作圆圈摩动，即由右下腹至右上腹、左上腹、左下腹而返右下腹，如此周而复始100次（图2-7-11）。

（3）再将两手掌搓热，用右手按上法擦丹田100次。

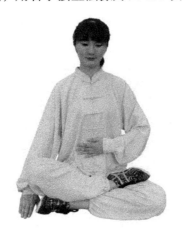

图 2-7-11　擦丹田

（二）习练要点

摩动时，手掌稍用力并匀速绕动摩擦，男性习练者如有遗精、早泄、阳痿，可用一手兜阴囊，一手擦丹田，左右手交替进行各81次。

（三）习练功用

擦丹田可增加胃肠蠕动，可以健脾柔肝，改善胃肠的消化功能，促进消化吸收，有防治便秘、腹胀、腹泻的作用。一擦一兜还可以补肾固精，防治遗精、早泄、阳痿等。

十五、揉膝

（一）习练步骤

用两手掌分别揉两膝关节，两手同时进行各揉 100 次（图 2-7-12）。

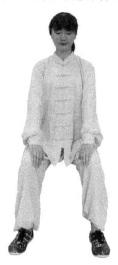

图 2-7-12　揉膝

（二）习练要点

揉膝时，两手掌分别紧贴两膝关节，稍用力向下按压，并带动肌肤作缓和的回旋转动。

（三）习练功用

揉膝可滑利关节，疏经和血，柔筋健骨，防治膝关节病和抗衰老。

十六、擦涌泉

（一）习练步骤

用左手中、食指擦右足心 100 次，再用右手中、食指擦左足心 100 次（图 2-7-13）。

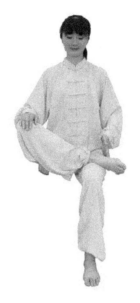

图 2-7-13　擦涌泉

（二）习练要点

擦涌泉时，两手要稍用力，令脚掌发热为度。

（三）习练功用

擦涌泉有补肾固精、调节心脏的功能，防治头晕目眩、失眠、心悸、遗精、阳痿、早泄、高血压等。

十七、织布式

（一）习练步骤

坐式，两腿伸直并拢，足尖朝上，手掌向前、两手向足部做推的姿势，同时躯干前俯，并配合呼气。推到尽头后返回，返回时手掌朝里，并配合吸气，如此往返 36 次（图 2-7-14）。

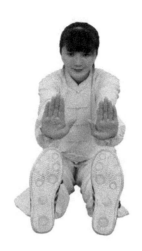

图 2-7-14　织布式

（二）习练要点

初练时，可自然呼吸，待动作熟练后再配合呼吸。前推幅度可从小到大，不必一步到位，以免拉伤腰部肌肉。

（三）习练功用

织布式能使全身得到活动，促进新陈代谢，锻炼腰部肌肉，有防治腰酸、腰痛的作用。

十八、和带脉

（一）习练步骤

自然盘坐，两手在胸前互握，上身旋转先从左向右转 16 次，再从右向左转 16 次，向前探胸时吸气，缩胸时呼气（图 2-7-15）。

（二）习练要点

上体旋转时速度要匀速，幅度稍大，并保持平衡，初练时，可先自然呼吸，待动作熟练后再配合呼吸。

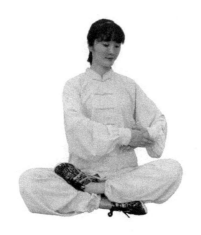

图 2-7-15　和带脉

（三）习练功用

和带脉能强腰固肾，调和带脉，增加胃肠蠕动，促进营养物质的消化吸收，防治腰背痛及内脏疾病。

此外，以上十八种保健功法，还需注意呼吸和意念的配合。

呼吸要求

保健功的呼吸方法较为简单，初学者一般均采用自然呼吸法。当练功一段时间后，再加做深呼吸或腹式呼吸，或与动作相互配合，如静坐、织布式、和带脉。

（1）静坐用鼻呼吸。初练者可先采用自然呼吸，日久后再逐渐加深呼吸，也可采用深呼吸或腹式呼吸。

（2）织布式用鼻呼吸或鼻吸口呼。躯干前俯呼气，返回吸气。

（3）和带脉用鼻呼吸或鼻吸口呼。上体旋转，探胸时吸气，缩胸时呼气。

意念要求

习练保健功时，强调形体放松自然，精神安宁、愉悦，意念要专注于动作操作之中。做到意念密切结合动作，动作与意念密切配合，并适当地加以意念导引。例如在静坐时，要求意守丹田；在漱津时，要求将舌功产生的唾液鼓漱

36 次后，再分 3 次咽下，咽下时用意念导引着唾液慢慢到下丹田等。但要注意，意念虽然要与动作结合，但也不要求对所意念的动作产生认识，只要求将意念轻轻守住某一个部位，做到似守非守、绵绵若存。

第八章 脊柱功

脊柱功是临床上为了防治脊柱疾病，在古代功法基础上总结而成的一套锻炼脊柱功能的功法。经过多年临床实践，证实是一套行之有效的脊柱病防治功法。其功法特点是根据脊柱的解剖特点和生理功能，立足于中医的整体观念，针对不同的脊柱疾病而设计的功法。

脊柱功锻炼时，强调松静柱立，动作舒展大方，使脊柱得到上下左右地全面伸展。其特点是动作简洁，容易掌握，不受场地限制，久练效果显著。

一、习练步骤

（一）第一式　预备式

两脚与肩同宽，自然静立、悬头松肩、虚腋垂手、平静呼吸。

（二）第二式　望月观星

两手慢慢从两侧提起，双手叉腰，拇指朝后，含胸拔背，松腰收臀，颈椎慢慢后仰，仰至观望天空，目视日、月、星、辰（即似看非看）片刻（图2-8-1）。

（三）第三式　仙鹤点水

两手从腰间旋腕划弧，手背相对，手心向外，向前伸展，伸尽时，下颌同时前伸，意想下颌似仙鹤前嘴，点饮前方仙水，然后缩颈回收，两手向上扩胸，身体后仰，两眼向上。反复七次（图2-8-2）。

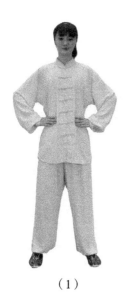

（1）

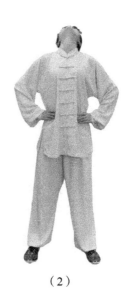

（2）

图 2-8-1　望月观星

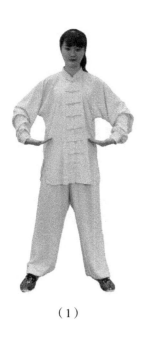

（1）

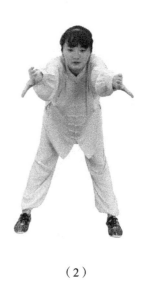

（2）

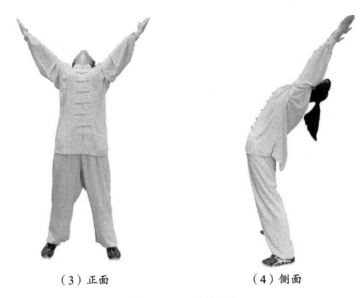

（3）正面　　　　　　　　　（4）侧面

图 2-8-2　仙鹤点水

（四）第四式　左顾右盼

双手叉腰，头向左尽力转动，眼看左后方；再向右尽力转头，眼观右后方。转动幅度尽量求大，速度尽量求慢，重复 7 次。左转时呼气，头转正时吸气；右转时呼气，头转正时吸气（图 2-8-3）。

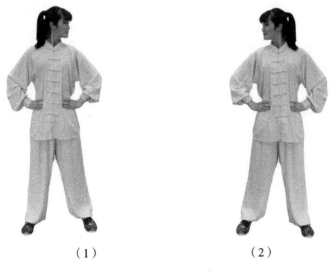

（1）　　　　　　　　　　　（2）

图 2-8-3　左顾右盼

（五）第五式　颈项相争

双手从腰间慢慢上提，双手交叉握于枕后，两手臂尽力外展，头项用力向后，双手用力前推，手臂与颈项对抗用力，反复 7 次，放松复原（图 2-8-4）。

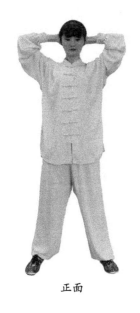
正面

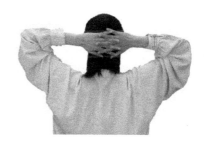
背面

图 2-8-4　颈项相争

（六）第六式　轮转双臂

左脚向前跨一大步，转体 90° 呈弓箭步，前弓后箭，左手变手掌，向前划弧，以右肩关节为中心轮转手臂，意念想象展臂弧度由小到大，直至无穷。摇转 7 次，呼吸自然。左右方向相反，放松复原（图 2-8-5）。

（七）第七式　引气归元

双手向两侧捧气贯顶，引气回归下丹田。每天早晚各练一次，每次练 20 ～ 40 分钟，要持之以恒，练习三个月以上（图 2-8-6）。

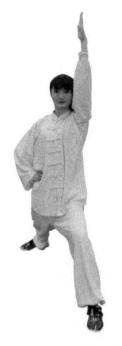

图 2-8-5　轮转双臂

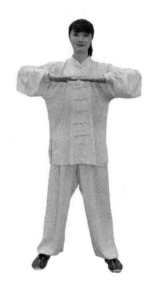

图 2-8-6　引气归元

二、习练要点

（1）静立形松，呼吸平和，凝神静气，通畅督脉。

（2）似看非看，仰望星辰，挺胸仰颈，酸胀得气。

（3）意想仙鹤，点饮前方，尽力伸颈，节节放松。

（4）转颈缓慢，幅度求大，眼看前方，呼吸协调。

（5）臂项争力，双臂摇转，左右交换，引气归元。

三、呼吸要求

从自然呼吸开始，平静呼吸。久练后，做到呼吸深、长、细、匀，绵绵不断。

四、意念要求

意念采用观想法，随动作意想日月星辰或仙鹤点水，不求意守。

五、习练功用

1.松弛肌肉，拔伸脊柱，调整曲度，滑利关节。适用于颈肌劳损、肩脊疲劳、颈椎曲度消失、四肢麻木酸痛、腰背酸胀无力等患者。

2.舒筋通督，培育元气。适用于经脉阻滞的背脊酸痛、四肢不温、夜寐不香、腰膝酸软等患者。

3.开合扩胸，通畅气机。适用于肝郁气滞、三焦气阻引起的胁肋胀痛、胃脘不舒、纳食不香等患者。

4.头晕和高血压患者练习时，幅度宜小或慎练此功。

第九章　易筋经

一、概述

易筋经的"易"有改变的意思，"筋"指筋脉、肌肉、筋骨，"经"指方法，古有"年易气，二年易血，三年易精，四年易脉，五年易髓，六年易骨，七年易筋，八年易发，九年易形"的描述。即通过锻炼能改变筋骨，抻筋拔骨，强壮筋骨，调节脏腑经络，变易强壮身形的健身锻炼方法。

易筋经的锻炼在于身心并练，内外兼修。外练筋骨皮，内练精气神，多数动作与呼吸配合，并采用静止性用力。练功前要换宽松衣服，穿练功鞋或软底布鞋，充分活动肢体，集中注意力。练功中，动作尽量舒展缓慢，用力适度，刚柔相济，神态安宁祥和，精神内守。初练者以自然呼吸为宜，到一定程度后，动作可逐渐与呼吸配合。练功后注意保暖，不可当风，并作肢体放松运动。

易筋经共有十二势，锻炼时视个人情况选练其中几势或全套动作，但必须循序渐进，持之以恒。练习的时间和强度，要因人而异。一般每天一次，每次练至微出汗为宜。

二、易筋经习练特点

（一）抻筋拔骨

易筋经十二势动作通过上下肢与躯体充分屈伸、内收、外转等运动，从而使全身的骨骼及关节尽可能地全方位运动。其目的就是通过"抻筋拔骨"，牵动脊柱与筋骨。现代运动医学表明，通过充分的肢体屈伸，牵伸骨关节及其周围软组织，可以提高肌肉、肌腱、韧带等软组织的伸展性，以及骨关节柔韧性、灵活性。并通过脊柱的拔伸屈曲运动来刺激背部的腧穴、疏通夹脊，顺畅任督二脉，调节脏腑气机，达到健身防病、益寿延年的目的。

（二）以形导气

本功法习练时要求形体放松，呼吸自然，均匀流畅，不喘不滞，切勿追求呼吸的深长与细柔。意念要求内静澄心，正如古云"将欲行持，先须闭目冥心，握固神思，摒去纷扰，澄心调息，至神气凝定，然后依次如式行之"。但动作要求不加意念引导，只要求意随形体动作的运动而变化，也就是在动作锻炼中以动作导引气的运行，做到意随形走，用意要轻，似有似无，切忌刻意执着于意念。另外，本功法在练习某些特定动作的过程中，要求呼气时发音（可不发出声音）。如"三盘落地势"中的身体下蹲、两掌下按时，要求配合动作口吐"嗨"音，目的是为了在下蹲时气沉下丹田，而不因下蹲造成下肢紧张，引起气上逆至头部。

（三）协调平衡

本功法动作要求上下肢与躯干之间、肢体与肢体之间的左右上下，以及肢体左右的对称与非对称，都应有机地整体协调运动；动作的运动方向为左右、前后、上下，锻炼路线为对称或单一的直线或弧线，肢体左右的对称协调，彼此相随，密切配合，呈现出动作舒展连贯、柔畅协调的神韵。动作速度匀速缓慢，肌肉放松，用力圆柔而轻盈，不使蛮力，不僵硬，刚柔相济。

三、易筋经十二势

（一）第一式　韦驮献杵[①]势

1.原文

定心息气，身体立定，两手如拱，存心静极。立身期[②]正直，环拱[③]手当

---

① 韦驮献杵：韦驮为佛教护法将军，立于天王殿弥勒像之背，正对释迦牟尼佛，手持金刚杵，又称韦驮将军。献，献祭，引申为进物以示敬意；杵，指舂米用的木棒，这里为兵器。韦驮献杵是指韦驮将军进献兵器时的姿势。这一势是易筋经功法的开练架势。

② 期：希望；正直：端正直立，全身放松。

③ 拱：两手相对，合抱致敬。

胸，气定①神皆敛②，心澄③貌亦恭④。

2.正文析义

凝神静气，平静呼吸；身体站立，不偏不倚；双手环抱，抱于胸前，当与胸平，平定气息，精神内守，去除杂念，心底清静，面容端庄，心境坦然。

3.习练步骤

（1）预备式。身体站立，全身放松。头正如顶物，双目含视前方，沉肩垂肘，含胸拔背，收腹直腰，两手自然下垂，并步直立。面容端正，精神内守，呼吸平和。（图2-9-1）（以下各势的预备式均与此相同）

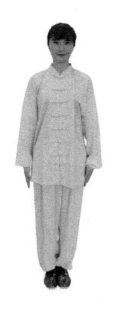

图2-9-1 预备式

（2）合掌当胸。左脚向左跨一步，与肩同宽；双臂徐徐外展，与肩齐平，掌心向下。旋腕掌心向前，缓慢合掌，屈肘旋臂，转腕内收，指端向上，腕肘与肩平。

---

① 定：平定，平静。

② 敛：内敛，安详。

③ 澄：原意指水清澈无流动，此引申为意念清静，无杂念。

④ 恭：面容端庄、心境坦然的面貌。

（3）旋臂对胸。两臂内旋，指端胸，与天突穴相平（天突穴位于胸骨上窝中央）（图2-9-2）。

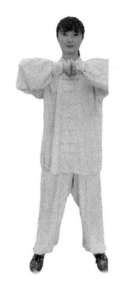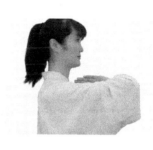

图 2-9-2　旋臂对胸

（4）拱手抱球。缓缓旋转前臂，至双手直立，两手臂向左右缓缓拉开，双手在胸前呈抱球状。沉肩垂肘，十指微曲，掌心相对，相距约15cm，两目平视。意守两手劳宫之间（图2-9-3）。

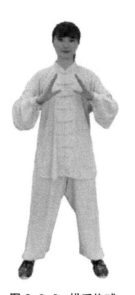

图 2-9-3　拱手抱球

（5）收式。先深吸气，然后慢慢呼出，同时两手下落于体侧，收左脚，并步直立。

4.动作要领

（1）两脚与肩同宽，两脚尖朝前略内扣。

（2）沉肩垂肘，含胸拔背，脊背舒展，收腹直腰，两臂自然。

（3）两手臂合抱成圆形，两掌心相对，两手指端约距15cm。

（4）凝神静气。单练拱手抱球时，可练3～30分钟。

5.习练功用

（1）本节重点锻炼上肢三角肌、肱二头肌、桡侧腕伸肌群和前臂旋前肌群等，增强上肢臂力与前臂旋劲及肩关节的悬吊力。

（2）平心静气，安神定志。适用于失眠、体虚的患者。

（二）第二式 横胆降魔①杵势

1.原文

足指②挂③地，两手平开；心平气静，目瞪④口呆⑤。

2.正文析义

足趾抓地如树木生根，下盘稳固；手臂向两侧分开，与肩同高，一字形成水平位置，心静呼吸平和，凝神入静，口微闭，不言语，两目圆睁，炯炯有神，平视前方。

3.习练步骤

（1）预备式。同第一式。

（2）两手下按。左脚向左分开，与肩同宽，两手下按，掌心向下，手指向前（图2-9-4）。

（3）翻掌上提。两手同时翻掌掌心向上，上提至胸前，缓缓向前推出，高

---

① 横胆降魔："胆"又作"担"。模仿韦驮运用两手横担、足趾抓地的姿势为降魔护佛，又称韦驮献杵第二势。

② 指：同趾。

③ 挂：勾住，比喻练功时足趾抓住地面，支撑全身，稳定直立。

④ 瞪：两目圆睁，炯炯有神。

⑤ 呆：闭口，不言语。

与肩平（图 2-9-5）。

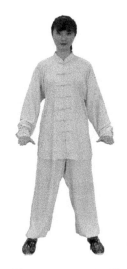

图 2-9-4　两手下按

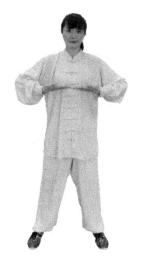

图 2-9-5　翻掌上提

（4）双手横担。双手向两侧分开，两臂平直，掌心向上，双手成一字形。旋腕翻掌，掌心向下，两膝伸直，足跟提起，足趾抓地，身体略前倾，两目圆睁。两下肢挺直内夹，伫立不动，意念停留在双手的劳宫穴上（图 2-9-6）。

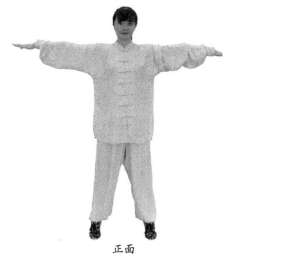

正面

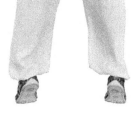

背面

图 2-9-6　双手横担

（5）收式。先深吸气然后慢慢呼出，当呼气时两手慢慢下落，同时足跟着地，收左脚，并步直立。

4.动作要领

（1）双臂两侧平举，与肩同高，成一字形。

（2）翻掌提踵，脚趾抓地。

（3）两膝挺直内夹，稳定直立。

（4）单练双手横担势时，可练3～30分钟。

5.习练功用

（1）重点锻炼上臂三角肌、肱三头肌、前臂伸肌群、股四头肌、趾伸肌群和肛门括约肌等，可增强臂力、腿力。

（2）宽胸理气，疏通血脉，平衡阴阳，调节身体平衡性。

（3）能改善心肺功能，适用于心肌炎、缺血性心脏病、肺气肿、支气管炎等患者。

（三）第三式　掌托天门势

1.原文

掌托天门①目上观②，足尖著地③立身端，力周④骸胁浑如植⑤，咬紧牙关莫放宽，舌可生津将腭抵，鼻能调息觉心安⑥，两拳缓缓收回处，用力还将挟重看。

2.正文析义

翻掌上举，掌托天门，两目仰视，足跟提起，足尖着地，立身端直，丹田之气力贯腿胁，好似大树深植于地；咬紧牙关切莫放松，舌尖轻抵上腭，满口津液由此而生，鼻中呼吸均匀柔和，心神安定；两掌变拳，缓缓收回，用力犹如挟持重物一样放置腰间。

---

① 掌托天门：天门，即双天庭，印堂与前发际之后位间。掌托天门，即模仿韦驮双手掌向上托天官之门的姿势，又称韦驮献杵第三势。

② 目上观：双目仰视掌背。

③ 著地：着地。

④ 周：贯穿，分布。

⑤ 浑如植：浑，很、非常、全也。如植，好像树干深植于地一般的牢固。

⑥ 心安：心静神安。

3.习练步骤

（1）预备式。同第一式。

（2）提掌平胸。左脚向左跨一步，与肩同宽，凝神静气片刻。两手掌心向上，手指相对，缓缓上提至胸前。

（3）翻掌上托。旋腕翻掌，掌心向上，两臂上举，托举过头，切勿过仰。

（4）掌托天门。四指并拢，拇指外分，两虎口相对，对向天门，两手臂用暗劲上托，两目仰视掌背。足跟上提，脚尖着地，用力贯穿两下肢及腰胁部（图2-9-7）。

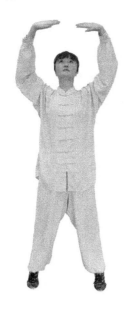
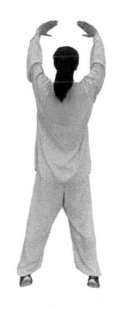

正面　　　　　　　　　　　　　　　背面

图2-9-7　掌托天门

（5）收式。两掌变拳，拳背向前，上肢用力将两拳缓缓收至腰部，配合呼吸，先深吸气，随着动作下落慢慢呼出。放下两手的同时，足跟缓缓着地，收左脚，并步直立。

4.动作要领

（1）翻掌上举，两臂上托，手指相对，切忌贯力。

（2）仰头目视掌背，内视天门。

（3）脚跟提起，脚趾抓地，力贯腿胁。

（4）单练掌托天门势时，可练 3 ~ 30 分钟。

5.习练功用

（1）重点锻炼上肢的肱二头肌与肱三头肌、腰大肌、臀大肌、小腿三头肌和股四头肌等，增强臂力、腰力、腿力。

（2）引气上行，聚诸阳之气，增加头部血流量，适用于椎动脉型颈椎病、低血压、贫血、缺血性心脏病等患者。

（四）第四式 摘星换斗①势

1.原文

只手擎②天掌覆头，更从掌中注双眸③，鼻端吸气频调息④，用力回收左右侔⑤。

2.正文析义

以单手高举过头，掌心向下，掌背向天覆盖额头，更重要的以双目注视掌心，用鼻子呼吸，反复调匀气息，使气下沉丹田，手臂尽量向胸前内收，左右同之。

3.习练步骤

（1）预备式。同第一式。

（2）握拳护腰。左脚分开，与肩同宽，两手握拳，拇指握于掌心，上提至腰侧，拳心向上（图 2-9-8）。

（3）弓步伸手。左脚向左前方跨弓步，左手变掌，伸向左前方，高与头平，掌心向上，目视左手。同时右手以拳背覆于腰后命门穴（命门穴位于第二腰椎棘突下）（图 2-9-9）。

（4）虚步钩手。重心后移，上体右转，右脚屈膝，左手向右平摆，眼随左手。上体左转，左脚稍收回，呈左虚步。左手随体左摆，并钩手举于头前上方，

---

① 摘星换斗：斗，天上星星通名。即用手摘取或移换天上的星斗。

② 擎：向上托举。

③ 眸：眼睛。

④ 调息：练功时调整呼吸。

⑤ 侔：对齐、相等。

钩尖对眉中，眼视钩手掌心（图2-9-10）。

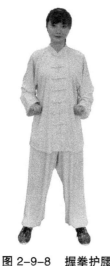

图 2-9-8 握拳护腰

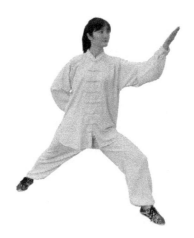

图 2-9-9 弓步伸手

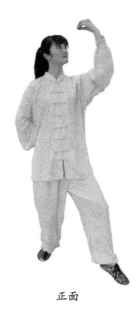

正面

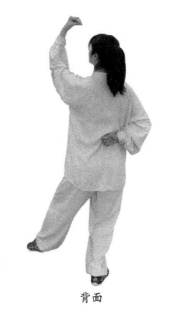

背面

图 2-9-10 虚步钩手

（5）收式。徐徐吸气，缓缓呼出，同时左脚收回，左手由钩手变掌，在前方划弧下落，右手由拳变掌落于体侧，并步直立（左右动作相同，方向相反）。

4.动作要领

（1）以腰带动转体动作。

（2）目注钩手掌心（钩手要求五指微捏紧，用力屈腕如钩状）。

（3）重心后坐，身体不可前倾后仰、左右歪斜。

（4）丁字虚步站立，前虚后实。

（5）单练虚步钩手势时，可练 3 ～ 30 分钟。

5.习练功用

（1）重点锻炼手屈腕肌群肱二头肌、肱三头肌、下肢前后肌群、背腰肌、肛提肌等，增强臂力、腕力、腰力、腿力。

（2）疏调肝胆、脾胃等功能，增强消化，适用于肠胃虚弱、消化不良、慢性结肠炎患者。

（3）对颈椎病、腰膝酸软、阳痿早泄、子宫虚寒等有一定锻炼效果。

（4）身体严重虚羸者慎练。

（五）第五式　倒拽九牛尾①势

1.原文

两腿后伸前屈，小腹运气②空松；用力在于两膀③，观拳④须注双瞳。

2.正文析义

左脚前跨一大步，屈膝成左弓步。左手握拳，举至前上方，双目凝注左拳；右手握拳，右臂屈肘，斜垂于背后。两拳紧握内收，左拳收至左肩，右拳垂至背后，扭转用劲，如绞绳状。

3.习练步骤

（1）预备式。同第一式。

（2）马步擎手。左脚向左跨一大步，略宽于肩；两手从两侧举至过头，掌心相对；屈膝下蹲，两掌变拳，下落插至两腿间，拳背相对（图 2-9-11）。

（3）左右分推。两拳提至胸前，由拳变掌，左右分推。坐腕伸臂，掌心向外，两臂撑直（图 2-9-12）。

---

① 倒拽九牛尾：本势为模仿拽住九头牛的尾巴，用力拉紧不放松的动作。拽，拉。
② 运气：少腹藏气含蓄，运气于下丹田。
③ 两膀：两臂膀。
④ 观拳：双目注拳。

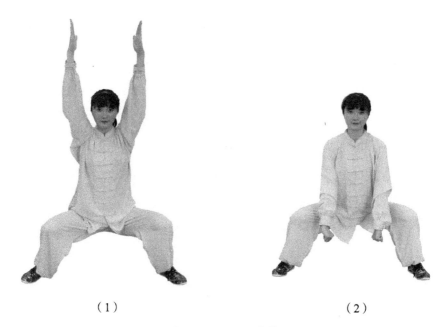

（1）　　　　　　　　　　　　　　　　　（2）

图 2-9-11　马步擎手

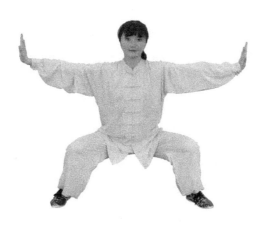

图 2-9-12　左右分推

（4）倒拽九牛。呈左弓步，两掌变拳，左手划弧至前，屈肘呈半圆状，外旋用力向后拉。握拳用力外旋，拳高不过眉，双目注拳，肘部过膝，膝不过脚尖。右手划弧至体后，右臂内旋反向用劲。上体前俯至胸部，靠近大腿，再直腰后仰，其他姿势不变（2-9-13）。

（5）收式。先深吸气，然后慢慢吐气，同时左脚收回，双手由拳变掌，下落于体侧，并步直立（左右动作相同，方向相反）。

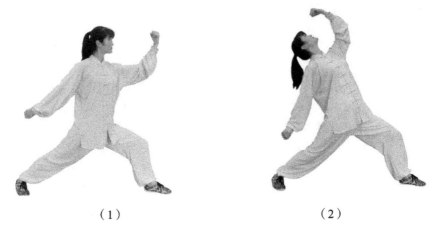

（1）　　　　　　　　　　　　（2）

图 2-9-13　倒拽九牛

4.动作要领

（1）两腿前后弓箭步，前肘半圆微屈，肘腕外旋呈后拽势。

（2）后肘微屈，呈屈肘腕状，内旋前拉，两臂扭转用劲，如绞绳状。

（3）前臂拳高不过眉，肘不过膝，膝不过足，双目注视前拳。

（4）上身正直，沉腰收臀，运气于少腹丹田。

（5）单练倒拽九牛势时，可练 3 ～ 30 分钟。

5.习练功用

（1）重点锻炼上肢屈肌群、两臂旋后肌、旋前圆肌和下肢各肌群等。可增强臂力、指力和下肢力量，强劲肩臂、腰腿力量，可防治肩臂劳损、腰肌劳损、腰椎间盘突出症。

（2）疏调肝肾，条达气血，舒畅心情，愉悦情志，可防治失眠症和忧郁症。

（六）第六式　出爪亮翅[①]**势**

1.原文

挺身[②]兼怒目[③]，推手向当前，用力收回处，功须七次全[④]。

---

①　出爪亮翅：本势为模仿鸟类伸爪展翅的动作。

②　挺身：身体挺直。

③　怒目：双目圆睁。

④　全：完成、完整。

2.正文析义

两脚并拢，身体挺直，两目圆睁，平视前方，双手向前推，两臂平举立掌，掌心向前再用力往后收回，随势脚跟提起，以两脚尖支持，整个动作须反复七次。

3.习练步骤

（1）预备式。同第一式。

（2）握拳护腰。并步直立，两腿并拢，两手握拳，拇指握固拳心，拳心向上，握拳护腰。

（3）提掌前推。两拳上提至胸前，由拳变掌前推，掌心向前，手指向上，两臂伸直，高与肩平。

（4）提踵亮翅。肘挺直，腕尽力背伸，坐腕翘指，十指外分，力贯掌指，目视指端，头如顶物，挺胸收腹；同时上提足跟，两腿挺直。随吸气，双手用力握拳收回至胸前侧，同时缓慢落踵；再提踵，随呼气，由拳变掌向前，十指外分前推。共做七次（图2-9-14）。

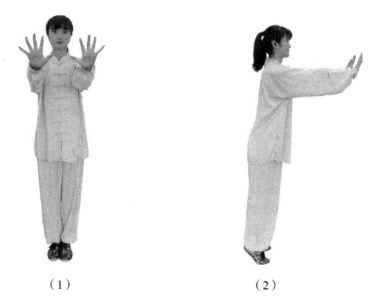

（1）　　　　　　　　　　　　　（2）

图 2-9-14　提踵亮翅

（5）收式。先深吸气，握拳收回胸前，然后慢慢呼出，同时放下两手置于两侧，缓缓落下两手。

4. 动作要领

（1）并步直立，头如顶物，挺胸收腹。

（2）坐腕亮翅，肘直腕伸，并腿伸膝，两胁用力，力达指端。

（3）双目圆睁，吸收呼推。

（4）单练提踵亮翅势时，可练 3～30 分钟。

5. 习练功用

（1）重点以锻炼上肢前臂屈肌群、伸肌群等，增加臂力、腕力及指力。

（2）一开一合，调畅气机，通畅上中下三焦。

（3）开合膏肓穴，通过伸臂推掌、屈臂收肘展肩扩胸动作，可锻炼人体的心肺功能，调节人体呼吸及全身气血运行，培育肺气，稳固肾气。适用于老年性肺气肿、肺心病等患者。

（七）第七式 九鬼拔马刀①势

1. 原文

侧首②湾肱③，抱顶及颈，自头收回，弗嫌力猛，左右相轮④，身直气静。

2. 正文析义

侧身曲肘，手掌抱持头项，从头部收回，不要嫌力量太大，左右相互轮换，身体直立，心平气静。

3. 习练步骤

（1）预备式。同第一式。

（2）交叉上举。左脚向左分开，与肩同宽，两手交叉上举左手在前，右手在后（图 2-9-15）。

（3）上托下按。两手同时旋腕，左手掌心向上，用力上托过头，右手掌心向下，并向身后下按（图 2-9-16）。

---

① 九鬼拔马刀：本势是模仿九鬼从颈后用力拔出马刀的动作。九鬼，语出佛教。

② 侧首：侧，侧旁。首，身。

③ 湾肱：湾同弯。肱原指上臂，这里指整个手臂。

④ 相轮：轮，交换、轮换。左右相互交换。

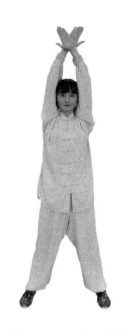

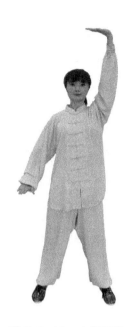

图2-9-15　交叉上举　　　　　　　　　图2-9-16　上托下按

（4）臂项相争。左手屈肘，按住头后枕部，右手向后，尽力上提，至左侧肩胛骨下部，掌心前按，紧贴背部。右手掌前按，肘向后展，头项用力后仰，臂项相争用力，眼向前平视，然后身体充分向左拧转，眼向左方平视（图2-9-17）。

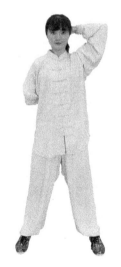

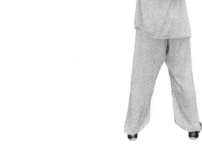

图2-9-17　臂项相争

（5）收式。双手同时撒力，身体转正，两臂呈侧平举，掌心向下。深吸一口气，徐徐呼出，两手同时下落置于两侧。左脚收回，并步直立（左右动作相同，方向相反）。

4.动作要领

（1）上体左右拧转，保持躯干中轴正直。

（2）臂项争力，使用暗劲，颈部端直，不可歪斜。按背之手，掌心向前，紧贴后背。

（3）两目平视，肩胸放松，身直气静。

（4）单练臂项相争势时，可练3～30分钟。

5.习练功用

（1）重点锻炼颈肌、肱三头肌、肱二头肌、前臂屈肌群、肩胛提肌、斜方肌和背阔肌等，增强颈部力量及臂力与腕力。

（2）增强颈臂腕肌力，锻炼颈肩、肘腕部各关节的功能，可防治颈椎病、肩背劳损、肩周炎、肘腕肌腱损伤等病症。

（3）疏通督脉，宽胸理气，改善头部血液循环，对肺气肿、脑供血不足等有一定防治效果。

（4）高血压与脑血管病变患者慎练。

（四）第八式　三盘落地[①]势

1.原文

上腭坚撑[②]舌，张眸意注[③]牙；足开蹲似踞[④]，手按猛如擎[⑤]，两掌翻起齐，千觔[⑥]重有加，瞪睛兼闭口，起立足无斜[⑦]。

---

① 三盘落地：三盘，是指两手、两膝、两足之间，犹如三盘本势有两手、两膝、两足用力，欲重坠于地之意。

② 撑：抵。

③ 注：集中，这里引申为咬。

④ 踞：蹲坐，这里指下蹲成马步势。

⑤ 擎：同"拿"，擒拿。

⑥ 千觔：觔（jīn），通"斤"。千斤重物。

⑦ 无斜：不要歪斜移动。

2.正文析义

舌尖轻轻抵上腭，微微张目，紧咬牙齿，两足分开，下蹲如坐，呈马步势，双手猛按如擒拿。两手同时翻掌，掌心向上，如托千斤重物，两眼圆睁，微微闭口，身体直立，两脚无歪斜移动。

3.习练步骤

（1）预备式。同第一式。

（2）仰掌上托。左脚向左横跨一大步，两掌相距与肩稍宽。两臂由两侧向前，仰掌上举，两臂伸直，与肩相平、同宽（图2-9-18）。

（3）马步下蹲。两掌心翻掌向下，两手掌内旋，肘外展。两下肢屈膝下蹲成马步，两手掌下按，悬空于膝部外上方（图2-9-19）。

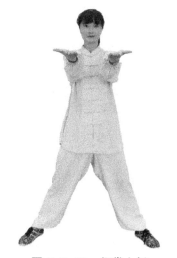

图 2-9-18 仰掌上托

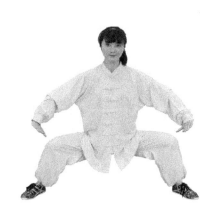

图 2-9-19 马步下蹲

（4）三盘落地。两腿缓缓伸直，同时两掌心翻转向上，上托如千斤，高于肩平。再屈膝下蹲，同时两掌心翻转向下，四指并拢，大拇指分开，虎口向对，猛拿如水上浮球，下按悬于膝部外侧，上身正直，两肘向内夹紧。两目圆睁，闭口平息，反复三次。

（5）收式。先深吸气，然后徐徐呼出，身体缓缓直立，两腿缓缓升直，两掌心上托全肩平，再翻转向下，徐徐落至两侧。左脚收回，并步直立。

4.动作要领

（1）头如顶物，两目平视，舌抵上腭，微微闭口。

（2）上身正直，前胸微挺，后背挺拔，马步下蹲。

（3）两手上托如千斤，下按如浮球。

（4）单练三盘落地势时，可练 3～30 分钟。

5.习练功用

（1）重点锻炼下肢股四头肌、股二头肌、腰背肌为主，可增强腰力、腿力及下肢的耐力，为练习下盘架势的功法打下基础。

（2）一上一下，体内气机得以升降，达到心肾相交、水火既济，防止心悸失眠、神经衰弱、头昏乏力。

（3）促进下肢和腹腔静脉回流，消除下肢与盆腔瘀血，对防治下肢静脉曲张、腰腿痛、盆腔炎、附件炎等有一定疗效。

（4）膝关节严重退变患者慎练。

（九）第九式　青龙探爪势

1.原文

青龙探爪[①]，左从右出，修士[②]效之[③]，掌平气实[④]，力周肩背；围收过膝，两目注平，息调[⑤]心谧[⑥]。

2.正文析义

青龙伸爪，左龙爪从右边探出。修身养性之士仿效这样的动作；手掌端平，气充实手指，力贯肩背；收势时，手围绕膝关节收回，两目平视，呼吸调和，心境清净。

3.习练步骤

（1）预备式。左脚向左跨一步，与肩同宽。双手握拳上提，拳面抵住章门穴（章门穴位于第十一肋端），拳心向上（图 2-9-20）。

（2）侧身俯腰。左拳变掌上举过头，掌心向左，侧身俯腰。右手握拳抵住

---

① 青龙探爪：探，伸。本势是模仿青龙伸爪的动作。

② 修士：修身养性之士。

③ 效之：仿效这样的动作。

④ 气实：气充实于五指。

⑤ 息调：呼吸调和。

⑥ 心谧：谧，安静。心境安静。

章门穴不变（图2-9-21）。

（3）转腰变爪。以腰带动手臂，向左转体，四指并拢，屈拇指内扣，按于掌心，掌心向下，右臂向左侧伸展，目视前方。

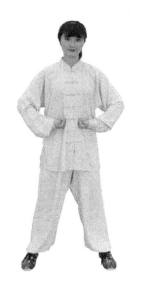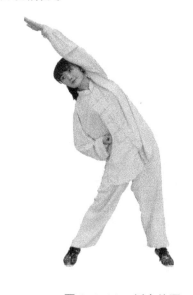

图2-9-20　预备式　　　　　　　　图2-9-21　侧身俯腰

（4）青龙探爪。上身向左前方下俯，右手随势下探至左足正前方，触地紧按，双膝挺直，足跟不得离地，抬头两目前视（图2-9-22）。

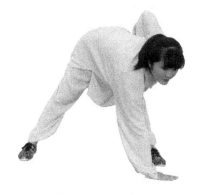

图2-9-22　青龙探爪

（5）收式。先深吸气，然后徐徐呼出，两膝呈马步势，身体转正，右手变掌，围绕膝关节划弧，左手由拳变掌，双手落于两侧，左脚收回（左右动作相同，方向相反）。

4.动作要领

（1）以腰带动手臂，转体变爪，力注五指。

（2）俯身探地时，抬头两目平视，手臂、腰背要充分伸展，手爪尽力下探。

（3）整个动作要求肩松肘直，下探时，下肢挺直，足跟勿移。

（4）呼吸均匀，心静自然。

（5）单练青龙探爪势时，可练 3 ～ 30 分钟。

5.习练功用

（1）重点锻炼上肢各肌群、肋间肌、腹外斜肌、背阔肌、臀大肌、下肢后侧肌群等，增强上下肢力量和蓄劲。

（2）疏肝利胆，壮腰蓄劲。可防治慢性肝病、慢性胆囊炎、慢性腰肌劳损、下肢无力等疾病。

（3）宣通肺气，松解带脉，调节脏气。对呼吸系统疾病、妇科经带疾患有较好的防治作用。

（4）严重的心肺病患者慎练。

（十）第十式 饿虎扑食[1]势

1.原文

两足分蹲身似倾，屈伸左右骽[2]相更[3]；昂头胸作探前势，偃[4]背腰还似砥[5]平，息调元[6]均出入，指尖着地赖支撑；降龙伏虎神仙事，学得真形[7]也卫生[8]。

2.正文析义

两脚分开，屈膝下蹲，身体好像向前要倾倒，屈伸左右大腿，左右轮换，

---

① 饿虎扑食：本势是模仿饥饿老虎扑食的动作。

② 骽（tuǐ）：同"腿"。

③ 相更：相互轮换。

④ 偃（yǎn）：放倒。

⑤ 砥：磨刀石，此处引申为像磨刀石一样平坦并中间呈弧线。

⑥ 调元：调气。

⑦ 真形：真正的要诀。

⑧ 卫生：卫，护卫；生，生命。护卫生命。

抬头挺胸，向前探伸。腰背下沉、收紧做回收姿势，似磨刀石一样平坦并腰下沉带弧线；用鼻呼吸，调气均匀，两手指尖着地，全身赖以支撑；降龙伏虎是神仙们的事情，但要是学会了饿虎扑食的要诀，（你）也能掌握护卫生命的方法。

3.习练步骤

（1）预备式。同第一式。

（2）弓步探爪。左脚向前迈一大步，右腿蹬直，成左弓箭步；双手由腰侧向前作扑伸动作；手与肩同高，掌心向前，坐腕，手呈虎爪状，前扑动作刚劲有力，如饿虎状（图2-9-23）。

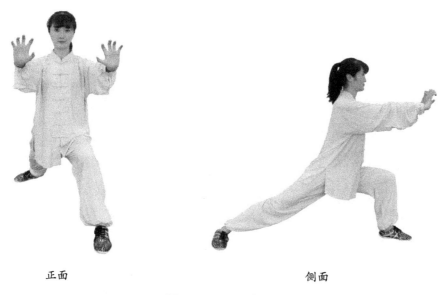

正面   侧面

图2-9-23 弓步探爪

（3）撑掌叠足。双手直掌撑地至左足两侧，指端向前；收左足于右足跟上，呈跟背相叠。身体向后收回提臀，双足踏紧，臀高背低，胸腹收紧，双臂伸直，头夹于两臂之间，蓄势待发（图2-9-24）。

（4）前探偃还。头、胸、腹、腿依次紧贴地面，向前呈弧形探送，至抬头挺胸，沉腰收臀，双目前视。再由腿、腹、胸、头依次紧贴地面，项后呈弧形收还，至臀高背低位，蓄势收紧。于臀高背低行时，换方右足位置，如前起伏往返操作（图2-9-25）。

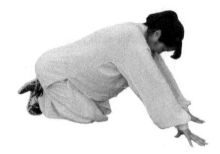

图 2-9-24　撑掌叠足

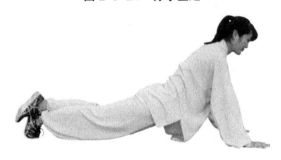

图 2-9-25　前探偃还

（5）收式。于臀高背低位时，先深吸气，然后徐徐呼出；右足从左脚跟上落下，向前迈半步，左脚跟上半步，两足成并步，缓缓起身，双手收回于两侧。

4.动作要领

（1）前扑动作刚劲有力，手呈虎爪，坐腕探爪。

（2）前探偃还时，往返动作呈波浪起伏，紧贴地面。

（3）前探时呼气，抬头挺胸，沉腰收臀，双目前视。

（4）偃还时吸气，臀高背低，胸腹收紧，两臂伸直，蓄势待发。

（5）单练前探偃还时，习练者可根据功力练 1～30 次。

5.习练功用

（1）重点锻炼手指、上肢各肌群、胸大肌、腹肌、腰背肌、下肢各肌群，以增强指力、臂力与腰力。

（2）壮腰固肾，伸筋健骨，舒筋通络，充盈任督二脉，强壮全身，效果显著。对颈椎病、腰背肌劳损、腰椎间盘突出症、四肢关节活动不利等有防治作用。

（3）脊柱病术后与长期体弱久病者慎练。

（十一）第十一式 打躬击鼓[①]势（又称打躬势）

1.原文

两手齐持脑[②]，垂腰[③]至膝间；头惟[④]探[⑤]胯下，口更咶[⑥]牙关；掩耳聪教塞[⑦]，调元气自闲[⑧]；舌尖还抵腭，力在肘双弯。

2.正文析义

两手指交叉，一起抱住脑后枕部，弯腰鞠躬至两膝前方；头低伸至两大腿之间，微微闭嘴，牙齿紧咬，两手掌按住耳，闭塞听力，调匀气息，宁心内闲，舌尖轻抵上腭，用力在两肘臂。

3.习练步骤

（1）预备式。同第一式。

（2）马步抱枕。左脚向左跨一大步，比肩稍宽，双手仰掌外展，上举至头，掌心相对，同时屈膝下蹲，呈马步势。十指交叉相握，屈肘缓慢下落，双掌抱于头枕部，与项争力，双目前视（图2-9-26）。

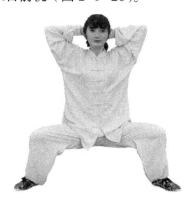

图 2-9-26　马步抱枕

---

① 打躬击鼓：打躬，弯腰鞠躬；击鼓，鸣天鼓，即用手指轻击玉枕关。本势模仿弯腰击鼓的姿势。
② 持脑：持，抱持。抱持脑后枕部。
③ 垂腰：弯腰。
④ 惟：本意是只有，这里引申为低头。
⑤ 探：伸。
⑥ 咶：咶合，牙咬紧。
⑦ 聪教塞：聪，听觉；塞，闭塞。这里指掩住双耳，闭塞听力。
⑧ 自闲：心定内闲。

（3）弯腰直膝。慢慢向前俯腰，同时伸直下肢，双手用力抱于枕后，头低伸至胯下，足跟不离地，双目后视。

（4）击鸣天鼓。双手慢慢分开，分别掌心掩住耳郭，四指按于枕骨（玉枕处），食指从中指滑落，弹击天鼓，耳内可闻及咚咚响声，共击 24 次（图 2-9-27）。

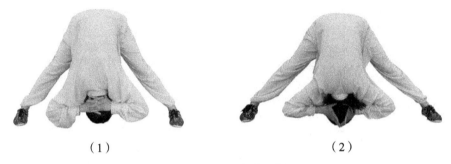

（1）　　　　　　　　　　　　　　　（2）

图 2-9-27　击鸣天鼓

（5）收式。先深吸气，随势伸直腰部，再缓缓呼气，双手同时从枕部变掌心向下，从两侧落下，收回左脚，并步直立。

4.动作要领

（1）双手掌抱紧枕部，两肘向后充分伸展，与项争力。

（2）俯腰时，头尽量低伸胯下，下肢伸直，足勿离地，切忌屏气。

（3）按住双耳，闭塞听力，宁心内闲，静听鸣鼓声。

（4）单练击鸣天鼓势 24 次，不紧不慢。

5.练习功用

（1）重点锻炼颈项肌肉、上肢各肌群、胸大肌、肋间肌、背阔肌、腰背肌和下肢后侧诸肌群等，增强臂力、腰力、腿力。

（2）醒脑明目、益聪固肾。对头昏头晕、记忆力减退、视力模糊、耳鸣耳聋、腰膝酸软、失眠乏力等病症有较好的效果。

（3）高血压、肺气肿及腰椎间盘突出症等患者慎练。

（十二）第十二式 掉尾摇头[①]势（又称掉尾势）

1.原文

膝直膀[②]伸，推手至地；瞪目昂首，凝神壹志[③]；起而顿足[④]，二十一次；左右伸肱[⑤]，以七为志；更作坐功，盘膝垂眦[⑥]；口注于心，息调于鼻；定静[⑦]乃起，厥功维备[⑧]。

2.正文析义

两膝挺直，手臂伸展，手掌推至地面。圆睁双目，昂首抬头，凝聚心神，集中意念。起势时，足踩地21次，向左右伸展手臂七次。再改为盘坐练功，双膝交叉，两眼微闭，鼻吸口呼，调匀呼吸，清气下注于心。心境清净，犹言入定。易筋经锻炼至势，已经非常完备了。

3.习练步骤

（1）预备式。同第一式。

（2）握指上托。并步直立，双手十指交叉握于小腹前，掌心向下提于胸前，旋腕翻掌心上托，托至肘部伸直。托举用力，双目平视（图2-9-28）。

（3）左右侧俯。向左侧转体90°，随势向左前方俯身，双掌推至左脚外侧，尽量掌心贴地，双膝挺直，足跟勿离地，昂首抬头，目视左前方；由原路返回，身体转正，双手随势上托。再向右侧转体90°，随势向右前方俯身，双掌推至右脚外侧，尽量掌心贴地，昂首抬头，目视右前方。再原路返回，身体转正，双手随势上托（图2-9-29）。

---

① 掉尾摇头：掉，摇动、摆动；摇，转动。本势模仿动物摆动尾巴，转动头部的动作。

② 膀：肩膀。

③ 壹志：壹，也作"一"；志，意念。即意念集中的意思。

④ 顿足：足踩地。

⑤ 伸肱：伸展手臂。

⑥ 垂眦：垂，垂帘；眦，眼睑结合处。这里意为两眼微闭。

⑦ 定静：安定平静。指练功至末，心境安定清净，犹言入定。

⑧ 厥功维备：厥，其，指易筋经。维，就；备，完备。

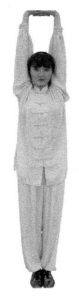
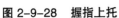

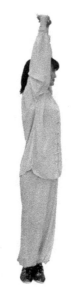

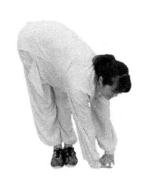

图 2-9-28　握指上托　　　　　　　　　　图 2-9-29　左右侧俯

（4）后仰前俯。双手臂、头、脊背极力后仰，双膝微展，足不离地，全身尽力绷紧，犹如拉紧弓弦，两目上视，呼吸自然，切勿屏气。再俯身向前，随势掌心向下，推掌至两脚正前方，掌心尽量紧贴地面，昂首抬头，目视前方，下肢挺直，足跟不离地（图 2-9-30）。

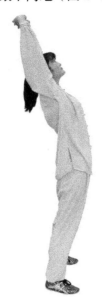

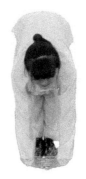

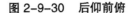

图 2-9-30　后仰前俯

（5）收式。配合呼吸，深吸气时，上身伸直，提掌至小腹前；深呼气时，上身前俯，推掌至地，如此往返4次。最后，起身直腰，双手分开，缓缓收回身体两侧。

4.动作要领

（1）十指交叉相握勿松，上举时手臂须挺直。

（2）身体后仰，全身尽力绷紧，俯身推掌，掌心尽量推至地。

（3）俯身推掌时，下肢伸直，昂首抬头，两脚不离地。

（4）俯身提掌，呼吸配合，凝神静气，意念入定。

5.习练功用

（1）本势重点锻炼背阔肌、竖脊肌、腹直肌、腹外斜肌、腹内斜肌、上肢肌群、下肢肌群的肌力，以及手指的指力。

（2）强健筋骨，滑利关节，扳指蓄力。能防治颈椎病、肩臂劳损、腰背劳损、腕手部筋伤等病症。

（3）本势为易筋经的结束动作。全套锻炼结束后，能通调十二经脉和奇经八脉，畅通气血，协调脏腑，平衡阴阳，舒畅心情。

第十章　少林内功

一、概述

少林内功是内功推拿的重要基础功法，本是武术家作为基本功来强身健体之用。后经历代相传，久盛不衰。至清末时期传至山东李树嘉时，渐渐被内功推拿流派采用，形成一种练功配合推拿治疗疾病的内功推拿流派。至今已形成一套以"静力性"下肢裆势练习为主，结合上肢动作的练功方法，是中医院校推拿练功的主要功法之一。

少林内功的锻炼方法有别于一般功法，它不强调吐纳意守，而是讲求以力贯气，也就是所说的"练气不见气，以力带气，气贯四肢"，在锻炼中强调上、下肢及腰背运用"霸力"，就是用足力气，脚尖内收，五趾抓地，足跟踏实，下肢挺直，两股用力外旋夹紧，躯干要挺拔，做到挺胸收腹、下颌微收。少林内功锻炼时，特别注意呼吸自然，不能屏气，即所谓"外紧内松"。运动时，要做到刚中有柔，刚柔相济，研究证实少林内功能够增强肌肉力量，促进新陈代谢，具有改善血液循环、提高免疫水平等作用，可以在根本上提高机体的整体素质。少林内功内练精气神，外练筋骨皮，坚持练习能够增强体质，减少疾病的发生。现代社会的人群体力、脑力长期处于高消耗状态，严重威胁现代人的健康，少林内功作为传统健身锻炼方法，无疑可发挥重要作用。

少林内功功法套路简单易学，无须特殊练功条件，很易推广应用，对提高全民健康水平具有十分重要的意义。少林内功等传统导引功法作为中国传统祛病健身方法，为中华民族的健康事业做出了不可磨灭的贡献。

二、少林内功的习练特点

（一）以力贯气

少林内功源于武术强身，以站裆为基础，结合步法、身法、手眼协调的运动组合而成。锻炼时，要求以意运气、以气生劲、循经络而达四肢，注重内练精气神、外练筋骨皮。既能增强腿力、腰力、臂力和指力，又能调整内脏功能、增强体质，是一种扶正祛邪、内外兼修的传统功法。练习时力达于四肢腰背，气随力行，注于经脉，使气血循行畅通，荣灌四肢九窍、五脏六腑，使阴阳平复，气血充盈，因而能扶正健体，祛除病邪。不仅适合患者群，而且对于健康、亚健康人群也可防患于未然，起到"治未病"的作用；使人筋骨强健，肢体丰满，精力充沛，身手敏捷。

（二）运用霸力

少林内功是用特异性的技巧力，要求在全身放松的基础上，发出一定强度的肌肉紧张力，这种锻炼方法是以关节的拮抗肌同时做强制性静力收缩的运动方式，是一种有效地提高肌肉力量和耐力的锻炼方法，这种力就叫作"霸力"。少林内功锻炼时，强调下头上虚，着重于腰腿（根基）的霸力和上肢的内劲。要求上身正直，含胸拔背，下肢挺直，用足力气，脚尖内扣，足跟踏实，五趾抓地，同时两股用力内夹，做到挺胸、收腹、含颏，站如挺松，稳而牢固。上肢在进行各种锻炼时，要求凝劲于肩、臂、肘、腕和指，呼吸自然，与动作相协调。上肢动作练习时，可采用"嘿"字出声，配合指掌发力。现代运动医学研究证实，这种静力推拿功法训练不仅能提高局部肌肉的专门适应性，而且能改善增强心肺功能、提高人体最大摄氧量等。另外，部分老人锻炼少林内功后，甲襞微循环得到改善，还可以预防天气寒冷时习惯性冻疮的发生。

（三）外紧内松

少林内功是以通过调身（等长肌肉收缩来保持姿势与动作的进行），同时进行调息（所谓的"自然呼吸"）和调心（所谓的"以气导力"）。锻炼时，必须注意的是虽然周身肌肉静止性用劲，但呼吸要自然，不能屏气，与上肢动作要协调，即所谓"外紧内松"，运动时要做到刚中有柔，刚柔相济。现代科学研究采用运动生理学、运动生物化学等方面的指标，对少林内功站裆势时的变化进行了测定，结果表明，呼吸相以及呼吸次数与安静时相比，少林内功锻炼时并没观察到有显著的变化，也没观察到最大等长肌收缩、气喘和屏气现象。而少林内功锻炼与增加呼吸效率有关，这说明少林内功可以治疗肺气肿、肺心病等呼吸循环疾患。少林内功注重调身、调息、调心的协调贯通，通过循序渐进和持之以恒的锻炼，使人保持身心平衡，强化自我控制，有益于健康。

三、基本裆势

（一）站裆势

1.习练步骤

（1）并步直立，两手放置腰间，掌心向上，左足向左平跨一步，与肩等宽，足尖略收成内八字，五趾着地，足跟踏实，用全力向内旋夹双腿，使双下肢形成一股强大的呈外旋趋势的静止性拧旋力，运用霸力，劲由上贯下注于足，呈落地生根之势（图2-10-1）。

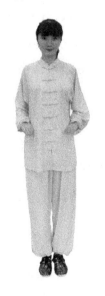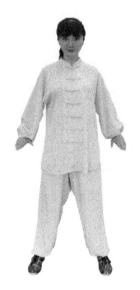

图 2-10-1　站裆势

（2）头如顶物，前胸微挺，蓄臀收腹，然后两手后伸，挺肘伸腕，肩腋莫松，四指并拢，拇指外分，双掌展平，两臂内旋，四指内扣。

（3）两目平视，头勿左右盼顾，精神贯注，呼吸自然。

2.动作要领

（1）三直四平。三直：臂直、腰直、腿直。四平：头平、肩平、掌平、脚平。

（2）运用霸力。夹肩、挺肘、伸腕、翻掌、立指。

（3）挺胸收腹，舌抵上腭，呼吸自然，两目平视。

3.习练功用

（1）本势为锻炼少林内功的最基本站桩功，重点锻炼下肢内侧肌群，如耻骨肌、股薄肌、长收肌、短收肌、大收肌等肌群，以及上身背阔肌、大圆肌、三角肌后束、斜方肌、前臂后肌群、手腕背伸、拇长伸肌和指总伸肌等肌群。

（2）扶助正气，行气活血，以气生劲，增强指、臂、腰、腿的霸力。

（3）四肢末端乃十二经脉经气之源，练习本势可疏通十二经脉气血，使其循行畅通，外荣四肢百骸，内灌五脏六腑，从而调和阴阳，通调气血，调整脏腑功能，起到扶正祛邪的作用。

（二）马裆势

1.习练步骤

（1）并步直立，左足向左跨一大步，两足距离较肩为宽，两膝和脚尖微向内扣，两脚跟微向外蹬，足尖成内八字形，屈髋屈膝下蹲，霸力站稳。

（2）两手放置腰间，掌心向上，然后手后伸，肘直腕伸，拇指分开，四指并拢，两臂内旋，四指内扣或两手平放两胯处，虎口朝内。

（3）上身微挺，收腹蓄臀，重心放在两腿之间，头如顶物，目须平视，呼吸自然（图2-10-2）。

2.动作要领

（1）马步下蹲，霸力站稳。

（2）沉腰屈膝，挺胸收腹。

（3）两目平视，呼吸自然。

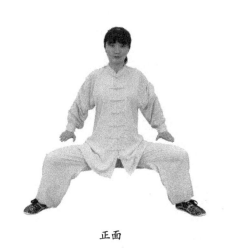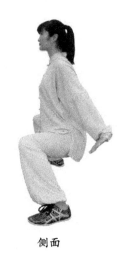

正面　　　　　　　　　　　　　　　　　侧面

图 2-10-2　马裆势

3.习练功用

（1）本势锻炼下裆的基本功，所谓练"架力"的功夫。重点锻炼半腱肌、半膜肌、股二头肌、股四头肌、缝匠肌、股薄肌、腓肠肌、骶棘肌、腹直肌、腹外斜肌、腹内斜肌和腹横肌等肌群。

（2）沉腰屈膝，挺胸收腹，重心放在两腿之间，从而达到壮腰补肾之功。

（三）弓箭裆势

1.习练步骤

（1）并步直立，身向左旋，左足向左前方跨出一大步，距离可根据自己身体高矮取其自然；在前之左腿屈膝半蹲，膝与足成垂直线，足尖微向内扣；右腿在后，膝部挺直，足略向外撤，脚跟必须着地，成前弓后箭之势，两手自然放于身体两侧（图 2-10-3）。

（2）上身略向前俯，重心下沉，臀须微收，两臂后伸，挺肘屈腕，掌根蓄劲，四指并拢，拇指分开，全神贯注，虚领顶劲，呼吸自然。

（3）两手放置腰间，掌心向上，然后两手后撑，肘直腕伸，拇指分开，四指并拢，两臂内旋。

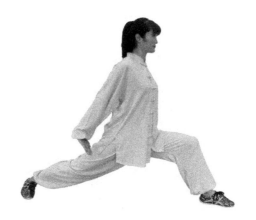

图 2-10-3　马裆势

2.动作要领

（1）前弓后箭，重心下沉，臀须微收。

（2）挺胸收腹，挺肘伸腕，蓄势待发。

（3）全神贯注，呼吸自然。

3.习练功用

（1）本势锻炼重在掌握蓄劲，如箭在弓引而未发之势。重点锻炼髂腰肌、股直肌、阔筋膜张肌、缝匠肌、半腱肌、半膜肌、股二头肌、股内侧肌群，以及腓肠肌等肌群，使前腿屈髋屈膝；以股四头肌为主使后腿挺直。

（2）锻炼时要用劲后沉，有蓄势待发之势，以练下肢蓄劲。

（四）磨裆势

1.习练步骤

（1）预备并步直立，左足向左前方跨出一大步成左弓步，上身略向前俯，重心下沉，臀微收，两手仰掌护腰。

（2）右手化俯掌屈肘向右上方推出，掌根及臂外侧运动徐徐向右方磨转，同时身随其向右旋转，左弓步演变成右弓步，右手变仰掌护腰。

（3）左手化俯掌伸肘向左上方推出，掌根及臂外侧运动徐徐向左方磨转，同时身随其向左旋转，右弓步演变成左弓步，左手变仰掌护腰（图 2-10-4）。

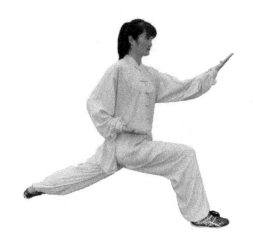

图 2-10-4　磨裆势

2.动作要领

（1）前弓后箭，重心下沉。

（2）仰掌化俯掌，屈肘推出。

（3）上肢蓄力，徐徐磨转。

3.习练功用

（1）本势重点锻炼上肢肌群，尤以三角肌、冈上肌、冈下肌、小圆肌为主。

（2）蓄力于掌根，徐徐磨转，身随其转，锻炼腰部力量与四肢的协调性。

（五）亮裆势

1.习练步骤

（1）预备同站裆势。

（2）两手由后向上亮掌，指端相对，掌心朝上，目注掌背，上身略前俯，重心下沉。

（3）换步时向后转，两掌收回由腰部向后，左右同之（图 2-10-5）。

2.动作要领

（1）上举亮掌，须高过头，目注掌背。

（2）上身前倾，并于下肢成一线。

（3）换步后转，转身变换，自然协调。

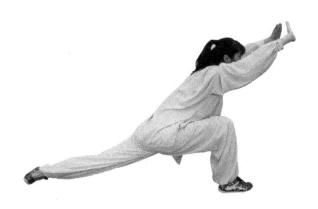

图 2-10-5　亮裆势

3.习练功用

（1）本势为换步锻炼裆势。重点以锻炼冈上肌、三角肌、斜方肌和前锯肌为主。

（2）蓄力上举亮掌，转身变换，自然协调，使气血周流，百脉通畅，劲贯全身，具有强筋壮骨、内坚外实的作用。

（六）并裆势

1.习练步骤

（1）并步直立，两足跟微微向外蹬，足尖并拢，五趾着实，用力均匀。

（2）两手放置腰间，掌心向上，然后两手伸直伸腕，微向后伸，掌心朝下，四指并拢，拇指外分，目须平视（图 2-10-6）。

2.动作要领

（1）头如顶物，挺胸收腹，上身正直。

（2）两肩向背靠拢，两臂尽量后伸。

（3）下肢用劲内夹，足跟尽量外展，两足间夹角不得小于 60°。

3.习练功用

（1）本势是少林内功功法的基本裆势之一，重点锻炼下肢内侧肌群，如耻骨肌、股薄肌、长收肌、短收肌以及大收肌等肌群。

（2）主要锻炼双下肢的霸力。

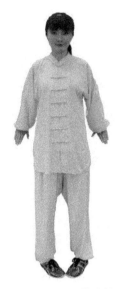

图 2-10-6　并裆势

（七）大裆势

1. 习练步骤

（1）左足向左分开一大步，宽于肩两倍，膝直足实，足尖内扣，足跟外蹬。

（2）两手放置腰间，掌心向上，然后两手后伸，虎口相对，四指并拢，肘直腕伸（图 2-10-7）。

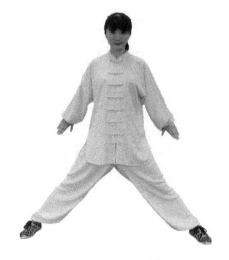

图 2-10-7　大裆势

2.动作要领

（1）三直四平，挺胸直腰，头顶平直，目须前视。

（2）下肢伸直，膝勿弯曲。

（3）两足尖不得外撇。

3.习练功用

大裆势是少林内功的主要裆势，可锻炼双下肢在外展下的霸力。

（八）悬裆势

1.习练步骤

（1）左足向左横开一大步，两足尖略微内扣，两足跟略微外蹬，两足距离较马裆势宽，屈膝半蹲。

（2）两手放置腰间，掌心向上，然后两手后伸，肘直腕伸，四指并拢，拇指外分，动作与马裆势相同，故又称大马裆（图2-10-8）。

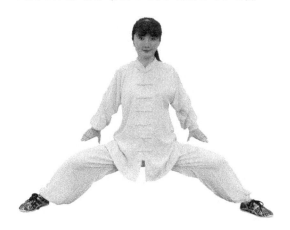

图 2-10-8　悬裆势

2.动作要领

（1）上身挺直，直腰收腹，重心在两腿间。

（2）屈髋屈膝90°，使大腿平行地面。

（3）下蹲时两膝不得超过足尖。

3.习练功用

此裆势是锻炼下肢功力难度最大的裆势。功效同马裆势。

（九）低裆势

1.习练步骤

（1）并步直立，足尖并拢，五趾抓地，足跟外蹬，呈内八字。

（2）屈膝下蹲，上身下沉，臀部后坐，不可着地，故有蹲裆之称。

（3）两手握拳前举，肘欲微屈，掌心相对，目须平视（图2-10-9）。

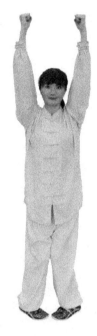

图 2-10-9 低裆势

2.动作要领

（1）屈膝下蹲，上身下沉，臀部后坐。

（2）握拳上举，拳心相对，两肘微屈。

（3）两足踏实，五趾抓地，呈内八字。

3.习练功用

（1）低裆势是少林内功功法中锻炼下肢功力的姿势。重点锻炼半腱肌、半膜肌、股二头肌、缝匠肌、股薄肌、腓肠肌、髂腰肌、股直肌、阔筋膜张肌和缝匠肌等肌群。

（2）屈膝屈髋，上身下沉，使身体保持低裆势，作用似悬裆势。

（十）坐裆势

1.习练步骤

（1）两腿交叉，盘膝而坐，足外侧着地，臀部坐于足跟上，上身微向前俯，故称之为坐盘功架。

（2）两手叉腰，双肩须向内夹紧，身体平衡，两目平视（图2-10-10）。

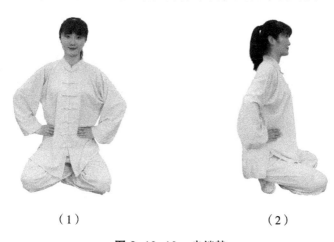

（1） （2）

图2-10-10 坐裆势

2.动作要领

（1）盘膝而坐，足侧着地，上身微前俯。

（2）头如顶物，两眼平视，全神贯注。

3.习练功用

（1）本势是少林内功的盘坐架势，重点锻炼臀中肌、臀小肌的后部肌束，以及梨状肌等肌群。

（2）壮腰补肾，滑利关节。

四、单人锻炼法

（一）第一式 前推八匹马

1.习练步骤

（1）预备式。取站裆或指定的裆势，两臂屈肘，直掌护于两胁，蓄势待发

（图2-10-11）。

（2）直掌前推。两掌心相对，四指并拢，拇指外分上翘，蓄劲于肩臂指端，徐徐运力前推至肩、掌与指端成直线（图2-10-12）。

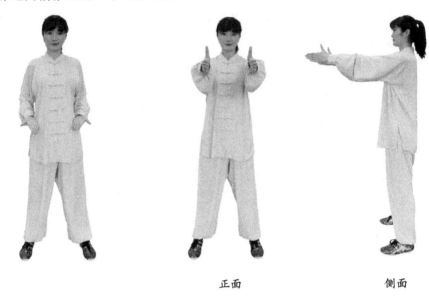

正面　　　　　　　　　　　侧面

图2-10-11　预备式　　　　　　　图2-10-12　直掌前推

（3）蓄劲收回。两臂运劲，慢慢屈肘，收回于两腰。

（4）收式。由直掌化俯掌，两臂后伸下按，回于原裆势。

2.动作要领

（1）两目平视，呼吸自然，胸须微挺，头勿顾盼。

（2）蓄劲于腰，运劲于肩臂，贯于掌、达于指，所谓"蓄劲于腰，发力于指"。

（3）两手动作一致，两臂肩平，与肩等宽。

（4）单练此势时，可练1～10分钟。

3.习练功用

（1）本功法重点锻炼肱三头肌等肌群的力量，以增强手臂指端之力，增强两臂蓄劲和指力功夫。

（2）宽胸理气，健运脾胃，调理三焦，使百脉流通。适用于气喘、不寐、腰痛、胃病、高血压等患者及体虚者锻炼。

（二）第二式　倒拉九头牛

1.习练步骤

（1）预备式。取弓箭裆或指定裆势，两臂屈肘，直掌护于两胁，蓄势待发。

（2）边推边旋。两掌沿两腰前推，边推边将两臂缓缓内旋，推至手肩臂成直线时，虎口朝下，指端朝前，四指并拢，拇指外分，肘腕伸直，力求与肩相平（图2-10-13）。

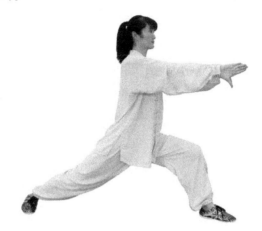

图 2-10-13　边推边旋

（3）握拳旋臂。五指屈收，由掌化拳如握物状。劲注拳心，运劲屈肘，边收边将两臂外旋，收回于两腰，拳眼朝上。

（4）收式。由拳变直掌，两臂后伸下按，回于原裆势。

2.动作要领

（1）思想集中，以意引气，使气随意，呼吸自然。

（2）前推时，肘腕伸直与肩平，勿抬肩。

（3）两臂前推、后拉与前臂内旋、外旋动作要协调。两臂收回后拉时，两拳握紧，不可松劲。

（4）单练此势时，可练1～10分钟。

3.习练功用

（1）本功法重点锻炼肩胛下肌、胸大肌、背阔肌、大圆肌、肱二头肌、肱桡肌以及旋前圆肌等肌群，增强两臂的悬劲、掌力与握力。

（2）疏通经络，调和气血，健脾益肺强肾，内外坚固，扶正祛邪。适用于肩臂痛麻、气喘、肺气肿、失眠、体虚等患者锻炼。

（三）第三式　单掌拉金环

1.习练步骤

（1）预备式。取站裆或指定的裆势，两臂屈肘，直掌护于两胁，蓄势待发。

（2）单手边推边旋。左手沿左胁前推，边推边将左臂缓缓内旋，推至手肩臂成直线时，虎口朝下，指端朝前，四指并拢，拇指外分。臂欲蓄劲，掌侧用力，肘腕伸直时，左掌由立掌化成反掌（图2-10-14）。

（3）单手握拳收回。左手五指屈收，由掌化拳如握物状。劲注拳心，运劲屈肘，边收边将两臂外旋，收回于两胁，拳眼朝上。两手交替，继右手动作，与左手同（图2-10-15）。

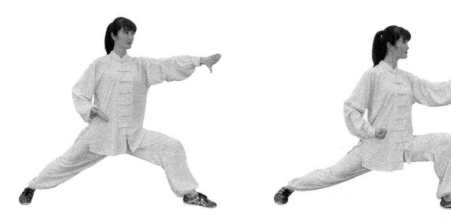

图2-10-14　单手边推边旋　　　　　图2-10-15　单手握拳收回

（4）收式。由拳变直掌，两臂后伸下按，回于原裆势。

2.动作要领

（1）身体勿偏斜，头勿顾盼，两目平视，呼吸自然。

（2）前推至肘、腕伸直与肩平，勿抬肩。

（3）臂前推后拉与前臂内外旋动作要协调，臂收回后拉时拳握紧，不可松劲。

（4）单练此势时，可练1～10分钟。

3.习练功用

（1）本功法重点锻炼肩胛下肌、胸大肌、背阔肌、大圆肌、肱二头肌、肱桡肌以及旋前圆肌等肌群。两臂的悬劲、掌力与握力及功用同倒拉九头牛。

（2）防治疾病功同倒拉九头牛。

（四）第四式　凤凰展翅（图2-10-16）

1.习练步骤

（1）预备式。取站裆或指定裆势，两臂屈肘上提，至胸前呈两掌交叉，蓄势待发。

（2）左右外分。由立掌化俯掌，两臂运劲缓缓向左右外分，两臂尽力伸直，手腕背伸，四指并拢，手指上翘，拇指外分。

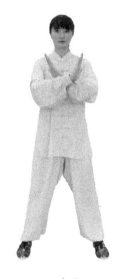 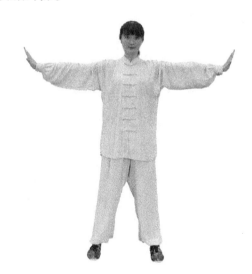

预备式　　　　　　　　　　　　　左右外分

图 2-10-16　凤凰展翅

（3）蓄劲内收。两臂蓄劲，屈肘内收，徐徐收回，使掌心逐渐相对，至胸前呈交叉立掌。

（4）收式。由立掌化俯掌下按，两臂后伸，回于原裆势。

2.动作要领

（1）身体勿偏斜，头如顶物，两目平视，呼吸自然。

（2）以气发劲，劲由肩循臂贯于腕、达于指，所谓"蓄劲如开弓，发劲如发箭"。

（3）两臂动作一致，优美有力，如凤凰展翅，神态飘逸。

（4）单练此势时，可练 1～10 分钟。

3.习练功用

（1）本功法重点锻炼桡侧腕屈肌、尺侧腕屈肌、掌长肌、指浅屈肌、指深屈肌、三角肌和冈上肌等肌群，以增强肩、臂、肘、腕、指端的悬力。

（2）扩张胸廓，舒畅上焦气机，调和内脏。适用于失眠、高血压、气喘、胸闷不舒、月经不调等患者锻炼。

（五）第五式　霸王举鼎

1.习练步骤

（1）预备式。取马裆势或指定裆势，两臂屈肘，仰掌护于两胁，蓄势待发。

（2）蓄劲上举。内掌缓缓上托，掌心朝上，指端朝前，过于肩部，前臂内旋，掌根外展，指端由外向内旋转，虎口相对，犹如徐徐上举重物，指端相对，四指并拢，拇指外分（图 2-10-17）。

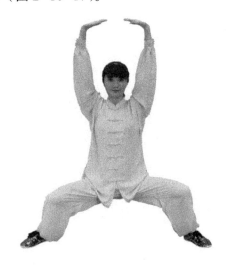

图 2-10-17　蓄劲上举

（3）旋腕下落。两臂外旋，旋腕翻掌，指端朝上、拇指外分，掌侧相对，蓄力而下，收回腰部。

（4）收式。由仰掌化俯掌，两臂后伸下按，回于站裆势。

2.动作要领

（1）上身勿偏斜，两目平视，头勿盼顾，呼吸自然。

（2）仰掌上托，两膝勿松，劲欲含蓄。

（3）上举收回，缓慢运劲，动作一致，优美有力。

（4）单练此势时，可练 1 ～ 10 分钟。

3.习练功用

（1）本功法重点锻炼桡侧腕长伸肌、桡侧腕短伸肌尺侧腕伸肌及所有指伸肌肌群。主要锻炼两臂向上挺力。

（2）疏理三焦气机，提神醒脑。适用于颈肩痛、腰腿痛、胸胁不舒、气喘等患者锻炼。

（六）第六式　两手托天

1.习练步骤

（1）预备式。取大裆或指定的裆势，两臂屈肘，仰掌护于两胁，蓄势待发。

（2）运劲上托。两掌运劲上托，掌心朝上，缓缓上举至肘直，两手拇指向外分（图 2-10-18）。

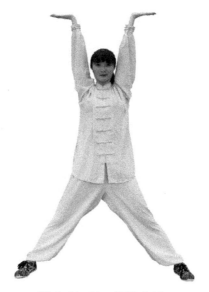

图 2-10-18　运劲上托

（3）屈肘收回。四指并拢，拇指外分向外侧运劲倾斜，掌根蓄力，徐徐屈肘而下，收回于腰部。

（4）收式。由仰掌化俯掌，两臂后伸下按，回于原裆势。

2．动作要领

（1）头如顶物，上举肘欲伸直。

（2）松肩挺肘，两目上视。

（3）仰掌上托，拇指用力外展，掌心朝上。

（4）单练此势时，可练 1～10 分钟。

3．习练功用

（1）本功法重点锻炼三角肌、冈上肌、斜方肌和前锯肌等肌群，加强上举臂力、指力。

（2）拉伸脊柱，宽胸理气。适用于肩背痛、胸胁不舒、气喘等患者锻炼。

（七）第七式　顺水推舟

1．习练步骤

（1）预备式。取马裆或指定的裆势，两手屈肘仰掌护于两胁，蓄势待发。

（2）前推旋臂。两掌运劲徐徐前推，边推边内旋前臂，掌根外展，虎口朝下，四指并拢，拇指外分，推旋至肘直、腕背屈，指尖相对（图2-10-19）。

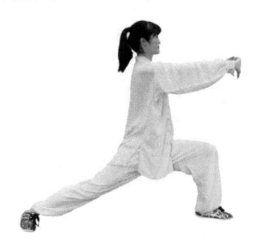

图 2-10-19　前推旋臂

（3）旋腕直掌。旋腕使五指端慢慢向左右外旋成直掌，四指并拢，拇指运劲外展，指端着力，徐徐屈肘而下，收回于腰部。

（4）收式。由直掌化俯掌，两臂后伸下按，回于原裆势。

2.动作要领

（1）头勿低，身勿斜，呼吸自然，勿屏气。

（2）两肩下沉，勿抬肩，肘直与肩平，腕尽量背屈，似推舟。

（3）单练此势时，可练 1～10 分钟。

3.习练功用

（1）本功法重点锻炼肩胛肌、胸大肌、背阔肌、大圆肌、上臂肌群、桡侧腕长伸肌、桡侧腕短伸肌和尺侧腕伸肌等肌群。锻炼手臂前推旋劲，并着重于指掌力训练，是锻炼四肢、腰部力的基础功法之一。

（2）适用于失眠、腰背劳损等患者锻炼。

（八）第八式　怀中抱月

1.习练步骤

（1）预备式。取大裆或指定裆势，两臂屈肘，仰掌护于两胁，蓄势待发。

（2）左右外分。两掌由腰部上提，化为立掌于胸前交叉，缓缓向左右外分，肘欲直，指端朝外，掌心朝下，与肩同高。

（3）前倾抱抄。两指端蓄劲向下，掌心遥遥相对，上身略前倾，两手势如抱物。由上而下、由下而上徐徐抄起，屈肘，两手仰掌回收于胸前，成立掌交叉（图 2-10-20）。

（4）收式。由立掌化俯掌，两臂后伸下按，回于原裆势。

2.动作要领

（1）仰掌上提，立掌交叉，左右外分。

（2）掌心相对，腕肘肩平。

（3）两臂徐徐抱拢，势如抱月。

（4）单练此势时，可练 1～10 分钟。

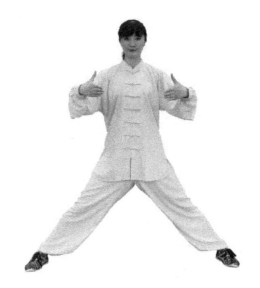

图 2-10-20　前倾抱抄

3.习练功用

（1）本功法重点锻炼胸大肌、背阔肌、大圆肌及肱二头肌等肌群，以增强手臂及背部的力量。

2）通利三焦，疏肝理气；滑利关节，松解黏连。适用于胁肋胀痛及肩、肘关节功能障碍等患者锻炼。

（九）第九式　仙人指路（图 2-10-21）

1.习练步骤

（1）预备式。取并裆或指定的裆势，两臂屈肘，仰掌护于两胁，蓄势待发。

（2）瓦楞前推。右仰掌上提至胸化立掌而出，四指并拢，指端朝上，拇指外分，手心内凹成瓦楞掌，肘臂运劲，着力于掌前推。

（3）握拳出掌。右掌推足后旋腕握拳，拳背朝上，蓄劲而收左仰掌，动作与左掌同。

（4）收式。左拳收回于腰部，化俯掌再化仰掌时，右掌推足后旋腕握拳。反复数次，化俯掌，两臂后伸下按，回于原裆势。

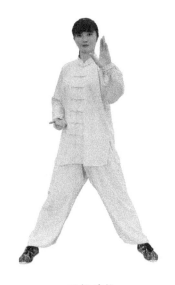

瓦楞前推

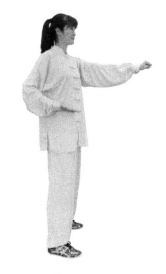

握拳出掌

图 2-10-21　仙人指路

2.动作要领

（1）四指并拢，拇指伸直，手心内凹，呈瓦楞状。

（2）肘臂运力，向前推出，用力均匀。

（3）一手收拳，一手推掌，动作协调。

（4）单练此势时，可练 1 ～ 10 分钟。

3.习练功用

（1）本功法重点锻炼骨间肌、拇长伸肌，以及蚓状肌等肌群，通过左右臂交替运劲锻炼，增强前臂、肘及掌指的力，有助于提高两手协调能力。

（2）强筋壮骨，通经活络。适用于肘、腕关节功能障碍等患者锻炼。

（十）第十式　平手托塔

1.习练步骤

（1）预备式。取站裆或指定的裆势，两臂屈肘，仰掌护于两胁，蓄势待发。

（2）平掌前推。两掌缓缓运劲前推，边推边保持掌平，如托物状，推至手与肩平（图 2-10-22）。

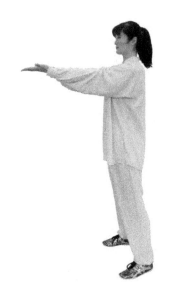

图 2-10-22　平掌前推

（3）外旋屈肘。四指着力，拇指运劲向左右外侧倾斜，缓缓屈肘，蓄劲收回于两胁。

（4）收式。由仰掌化俯掌，两臂后伸下按，回于原档势。

2.动作要领

（1）用劲平推，拇指左右倾斜，犹如托物在手。

（2）手与肩平，两掌距离与肩同宽，两掌须直线来回。

（3）单练此势时，可练 1～10 分钟。

3.习练功用

（1）本功法重点锻炼冈下肌、小圆肌及手掌肌群等。

（2）增强体质，适用于肘、腕关节功能障碍等患者锻炼。

（十一）第十一式　运掌合瓦（图 2-10-23）

1.习练步骤

（1）预备式。取站档或指定的档势，两臂屈肘，仰掌护于两胁，蓄势待发。

（2）右手前推。右手由仰掌化俯掌，蓄力待发。指端朝前，拇指外分，掌心向下，运劲于臂，达于指，向前推尽。

（3）左手交替。右手旋腕化仰掌，缓缓收回，同时左仰掌化俯掌前推，近胸时在右仰掌上交叉，掌心相合。右仰掌收回于胁部，左掌继续缓缓前推，掌心向下，后同右掌动作收回于腰。

（4）收式。由仰掌化俯掌，两臂后伸下按，回于原裆势。

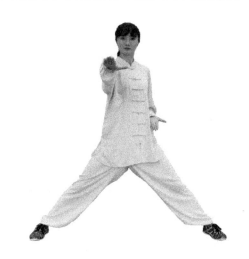

图 2-10-23　运掌合瓦

2.动作要领

（1）运劲于臂，向前推出，指端朝前。

（2）两掌于胸前交合，掌心相合，用劲勿松。

（3）两掌缓慢有力，配合协调。

（4）单练此势时，可练 1～10 分钟。

3.习练功用

（1）本功法重点锻炼旋前圆肌、旋前方肌和肱桡肌等肌群。本功法主要通过左右手交替运劲锻炼，以增强掌指及腕部的力量。

（2）运行气血，增强臂力。适用于肘、腕关节功能障碍等患者锻炼。

（十二）第十二式　风摆荷叶

1.习练步骤

（1）预备式。取站裆或指定的裆势，两臂屈肘，仰掌护于胁部，蓄势待发。

（2）风摆荷叶。运劲提两掌并前推，至胸前交叉，左掌在右掌上相叠，后缓缓向左右外分，至掌与肘肩平（图 2-10-24）。

（3）合拢收回。两仰掌慢慢合拢，交叉相叠，屈肘回收于腰部（图2-10-25）。

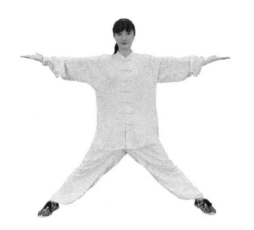

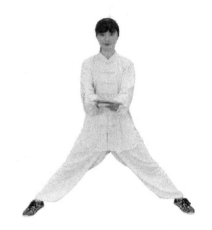

图2-10-24　风摆荷叶　　　　　　　　　图2-10-25　合拢收回

（4）收式。由仰掌化俯掌，两臂后伸下按，回于原裆势。

2.动作要领

（1）头身正直，两目平视，呼吸自然。

（2）仰掌交叉前推、外旋挺肘拉开，肩、肘、腕、掌平齐。

（3）肩、肘、掌平成一直线。

（4）单练此势时，可练1～10分钟。

3.习练功用

（1）本功法重点锻炼肱三头肌、三角肌和冈上肌等上臂肌群。通过由内走外，由外入内锻炼之势，即走阴又走阳的锻炼，使掌平气实，增强臂力和悬劲。

（2）宽胸理气，气血自顺，元气自固。适用于气喘、肺气肿、肺心病等患者锻炼。

（十三）第十三式　顶天抱地

1.习练步骤

（1）预备式。取大裆或指定的裆势，两臂屈肘，仰掌护于腰部，蓄势待发。

（2）旋腕上举。仰掌上托至肩，旋腕翻掌，掌根外展，前臂内旋，指端相对，徐徐上举推尽（图2-10-26）。

（3）俯腰抱地。旋腕翻掌，缓缓向左右外分下抄，同时上身前俯，两掌逐渐合拢，两掌相叠（右掌在上、左掌在下），掌背着地（图2-10-27）。

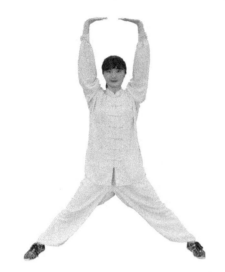

图2-10-26　旋腕上举

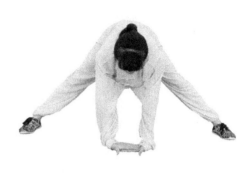

图2-10-27　俯腰抱地

（4）收式。两掌犹如抱物提至胸前，上身随势起立。旋腕翻掌，两臂后伸下按，回于原裆势。

2.动作要领

（1）上举四指并拢，拇指外分，蓄劲于指端。

（2）旋腕翻掌，徐徐上举，指端相对。

（3）上身前俯，下肢挺直，掌背着地，蓄劲待发。

（4）单练此势时，可练1～10分钟。

3.习练功用

（1）本功法重点锻炼腕长伸肌、桡侧腕短伸肌、桡侧腕屈肌、尺侧腕屈肌等肌群。通过上肢运劲与腰部锻炼，增强腰臂力量。

（2）强健筋骨，补肾壮腰。适用于腰背酸痛、腿膝酸软等患者锻炼。

（3）头晕、高血压及严重虚弱者慎练。

（十四）第十四式　海底捞月

1.习练步骤

（1）预备式。取大裆或指定的裆势，两臂屈肘，仰掌护于腰部，蓄势待发。

（2）旋腕上举。两掌缓缓上提，至胸向左右两边分推，掌心朝上，徐徐上举。

（3）俯腰捞月。两手左右分开，旋腕使掌心向下，同时腰向前俯。两掌由下而上逐渐靠拢，掌侧相对，拇指分开，掌心朝上犹如抱物离地，蓄劲待发（图2-10-28）。

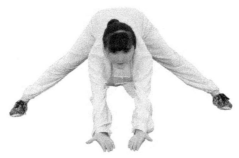

图2-10-28　俯腰捞月

（4）运劲上提。两臂运劲，掌指着力，蓄劲缓缓上提，提至胸前，仰掌收回护腰，上身随势而起。

（5）收式。由仰掌化俯掌，两臂后伸下按，回于原裆势。

2.动作要领

（1）仰掌上提，经胸高举，左右推分，旋腕翻掌，掌心朝下。

（2）腰向前俯，腿不可屈，脚用霸力。

（3）蓄劲待发，两臂运劲，指端着力，慢慢抄起。

（4）单练此势时，可练1～10分钟。

3.习练功用

（1）本功法重点锻炼三角肌、前锯肌、斜方肌、冈上肌、腹肌、胸大肌和背阔肌等肌群，主要通过两臂及腰部蓄力，增强腰部及四肢肌力。

（2）壮腰增力，通络补肾。适用于腰背酸痛、肩周炎、失眠等患者锻炼。

（十五）第十五式　饿虎扑食

1.习练步骤

（1）预备式。取弓箭裆或大弓裆，两臂屈肘，直掌护于腰部两侧，蓄势待发。

（2）弓步扑食。两掌前推，边推边内旋前臂，使虎口朝下，手背相对，手指向前，上身随势前俯，前腿前俯似冲，后腿挺直勿松（图2-10-29）。

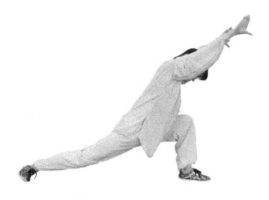

图 2-10-29　弓步扑食

（3）握拳旋腕。变掌为拳，拳眼朝下，边旋腕边屈肘缓缓收拳回腰部，拳眼朝上，上身随势而直（图2-10-30）。

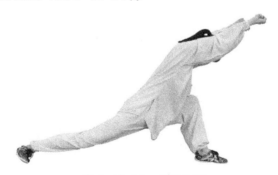

图 2-10-30　握拳旋腕

（4）收式。变拳为直掌，由直掌化俯掌，两臂后伸下按，回于原裆势。

2.动作要领

（1）直掌旋推，腰向前俯，劲注拳心，屈肘紧收。

（2）前推内旋与上身前倾配合协调、屈时收拳和直腰动作配合协调。

（3）单练此势时，可练1～10分钟。

3.习练功用

（1）本功法重点锻炼旋前圆肌、旋前方肌、肩胛下肌、胸大肌、背阔肌和大圆肌等肌群。本势旨在弓箭裆势上，行两臂旋转运劲配合腰部运动锻炼，以增强腰臂之力。

（2）强腰壮力，强劲臂力。适用于肩臂酸痛、上肢无力、腰膝酸软等患者锻炼。

（十六）第十六式　力劈华山

1.习练步骤

（1）预备式。取马裆或指定裆势，两臂屈肘，在胸前成立掌交叉，蓄势待发。

（2）左右分推。两掌缓缓向左右分推，两肩放松，肘欲伸直，四指并拢，拇指外展，掌心向前，肩、臂、肘、腕、掌力求成水平线（图2-10-31）。

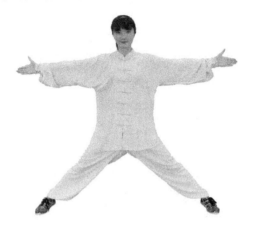

图 2-10-31　左右分推

（3）力劈华山。两臂运劲，上下劈动，连劈三次后化仰掌屈肘收回，护于腰部（图2-10-32）。

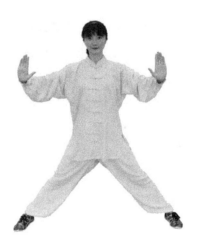

图 2-10-32　力劈华山

（4）收式。由仰掌化俯掌，两臂后伸下按，回于原裆势。

2.动作要领

（1）头身勿偏斜，两目平视，呼吸自然。

（2）两臂蓄劲，四指伸直，用力下劈。

（3）单练此势时，可练 1～10 分钟。

3.习练功用

（1）本功法重点锻炼斜方肌、背阔肌、胸大肌、大圆肌、肩胛下肌及上臂肌群等。本势通过着重于侧身上下运劲锻炼，以增强肩臂力。

（2）强身增力，适用于肩背酸痛、腰膝酸软痛、失眠等患者锻炼。

（十七）第十七式　乌龙钻洞

1.习练步骤

（1）预备式。取大弓箭裆，两手屈肘，直掌护于腰部，蓄势待发。

（2）乌龙钻洞。两掌徐徐前推，掌心相对，边推边内旋前臂，成俯掌，掌心向下，指端朝前，上身随势前俯（图 2-10-33）。

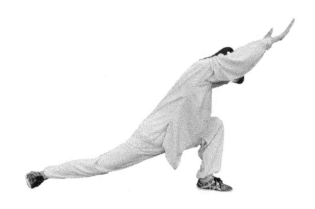

图 2-10-33　乌龙钻洞

（3）蓄力回收。两手屈肘，蓄力而收，边收边外旋前臂，使掌心慢慢朝上，由俯掌化仰掌收回于腰部，上身随势而直。

（4）收式。由仰掌化俯掌，两臂后伸下按，回于原裆势。

2.动作要领

（1）直掌并行，掌心相对，徐徐前推。

（2）上身随势前俯，推尽后蓄力而收。

（3）两足尖内扣，五趾抓地，霸力而蓄。

（4）单练此势时，可练 1～10 分钟。

3.习练功用

（1）本功法重点锻炼大圆肌、旋前圆肌、旋前方肌、冈下肌、小圆肌和旋后肌等肌群。本势旨在大弓裆上进行上肢前后运劲，并配合腰部运动锻炼，以增强肩、臂、背、掌、腿之力。

（2）强筋壮骨，增强臂力。适用于上臂酸痛无力、腰膝酸软等患者锻炼。

（十作）第十八式　单凤朝阳

1.习练步骤

（1）预备式。取马裆势或指定的裆势，两臂屈肘，仰掌护于腰部，蓄势待发。

（2）运劲朝阳。右掌旋腕化俯掌，徐徐向左胸前上方运劲外展，眼看前方，缓缓运向右下方，后运劲上提作半圆形，收回于腰部（图 2-10-34）。

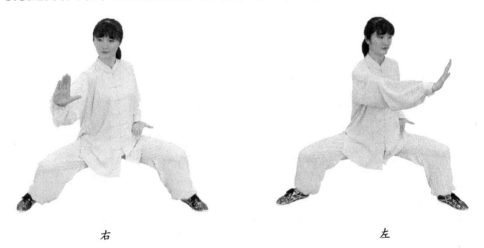

右　　　　　　　　　　　　左

图 2-10-34　运劲朝阳

（3）两手交替。左掌动作同右，唯方向相反。

（4）收式。由仰掌变俯掌，两臂后伸下按，回于原裆势。

2.动作要领

（1）旋腕化掌，蓄力外展，缓缓下运，形似半圆。

（2）外展有力缓慢，运劲勿松。

（3）单练此势时，可练 1 ～ 10 分钟。

3.习练功用

（1）本功法重点锻炼三角肌、冈上肌及手臂肌群运力向上外展，推尽时以胸大肌、背阔肌、三角肌、肱二头肌等肌群锻炼为主。同时通过左右交替侧方运劲锻炼，以增强下肢及腰的耐受力。

（2）滑利关节，松解黏连。适用于肩、肘关节功能障碍等患者锻炼。

（十九）第十九式　三起三落

1.习练步骤

（1）预备式。取低裆或大裆势，双膝并拢慢慢下蹲，两臂屈肘，立掌护于腰部，蓄势待发。

（2）前推下蹲。两掌前推，四指并拢，拇指运劲外展，掌心相对，与肩同宽。同时两膝下蹲，推至肘直（图 2-10-37）。

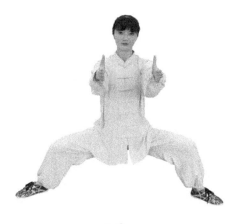 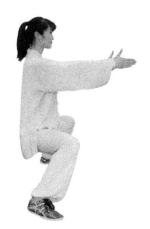

正面　　　　　　　　　　　　　　　　　　　侧面

图 2-10-37　前推下蹲

（3）用劲起蹲。身体随势而起，边推边起，推至肘直时膝亦直。两掌蓄力，屈肘缓缓收回至腰部。以上动作一起一落连续三次。

（4）收式。由仰掌化俯掌，两臂后伸下按，回于原裆势。

2.动作要领

（1）指臂蓄力，前推下蹲，用劲后收，随之而起。

（2）上肢运劲与下肢伸屈运动须配合协调。

（3）单练此势时，可练1～10分钟。

3.习练功用

（1）本功法重点锻炼股直肌、阔筋膜张肌、缝匠肌，当站立时则以臀大肌、股二头肌、半腱肌、半膜肌及股四头肌为主。本势以两臂前后运劲，同时配合下肢屈伸锻炼，增强拇指力和下肢力。

（2）适用于肩、膝、肘关节功能障碍等患者锻炼。

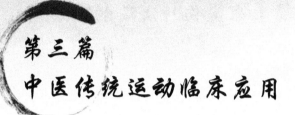

第三篇
中医传统运动临床应用

一、家庭伤科疾病中的应用

二、家庭内科疾病中的应用

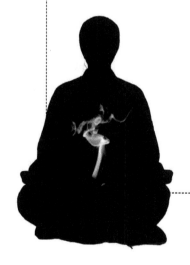

第一章　家庭伤科疾病中的应用

一、颈部疾病

颈部疾病主要是指颈部脊柱及其相关疾病，包括颈椎病、落枕、颈肩综合征、颈背肌风湿等疾病。其中颈椎病是临床上最常见的颈部脊柱疾病，治疗颈椎病的方法虽然有很多，也存在一定疗效，但远期疗效不尽如人意。

临床表明，功法锻炼具有通督调脉、解痉止痛、平衡颈椎脊柱的功能，使颈椎间隙增宽，减轻或消除对神经、动脉等的压迫，从而有效缓解颈背部肌肉痉挛、改善头锁部血液循环、松解黏连等问题。同时，可增强颈部组织的柔韧性及颈背部肌肉力量，加强颈椎的稳定性与协调性。

（一）功法选用

颈部疾病的推拿功法锻炼可选择动静结合的原则。首先要思想宁静，身体放松，做到心静体松，然后再选择动功锻炼。

1.脊柱功

（1）重点锻炼仙鹤点水与颈项相争等功法。

（2）对于椎动脉型颈椎病患者，见有严重头晕、恶心症状时，可锻炼仙鹤点水功，但要控制幅度大小，注意身体平衡。

（3）练习颈项相争时，力量由小到大，需持续一定时间。

2.保健功

（1）重点锻炼项功等功法。

（2）两手十指交叉抱后枕部，两手与颈争力，前俯后仰 3～9 次。

3.八段锦

（1）重点选择锻炼左右开弓似射雕、背后七颠百病消等功法。

（2）左右开弓似射雕，主要在颈椎的左右旋转、左右交替做 6～8 次。

（3）背后七颠百病消，平掌下按，足跟上提。同时，意念向上虚顶，气贴于背；随呼气，足跟下落着地，手掌下垂，全身放松，如此反复 6～8 次。此势两足跟有节律地弹性起落，通过振动使椎间关节及韧带得到锻炼。

4.易筋经

（1）重点选择锻炼掌托天门、摘星换斗、九鬼拔马刀、打躬击鼓、掉尾摇头等功法。

（2）对于颈椎生理曲度变直或反弓患者，应坚持锻炼摘星换斗动作。

（3）九鬼拔马刀、打躬击鼓、掉尾摇头，重点锻炼颈部肌群，增强颈部肌肉力量，主要解决颈项僵硬不适、颈肌痉挛的问题。

（二）习练提要

（1）功法锻炼期间，需保持乐观情绪，积极改变不良生活习惯，避免长时间伏案低头工作，注意睡卧姿势，枕头高度适宜。

（2）患者颈部症状持续不缓解、反复加剧或出现下肢症状等，应特别警惕有无颈椎椎间关节脱位及脊髓的损伤，及时进行系统检查和治疗，以免延误病情。

（3）患者在功法锻炼期间，应定期对颈部功能、症状及体征进行检查和评估，以便及时调整功法锻炼计划。

二、肩部疾病

肩部的疾病在日常生活中很常见，肩部疼痛是肩部疾病的共有症状，在临床上最常见的是肩周炎，又称"冻结肩""五十肩""肩凝症""漏肩风"。肩关节周围炎是以肩部软组织广泛黏连、肩部广泛疼痛和功能受限为特点的常见病，好发于 50 岁左右，女性较男性为多。现代医学虽短期内有消炎止痛的效果，仍无法解决肩部黏连等问题。中医治疗可达到理想效果，而其治疗过程中进程缓慢，若配合中医传统运动锻炼，能缩短疗程，减轻患者痛苦，效果更为显著。

国内外专家已证实，中医传统运动可畅通气血，使肩部及背部血液运行加快，改善肩背部软组织营养的供应，调节肩背部的新陈代谢，有利于黏连的松解，促进筋骨恢复，调节人体的阴阳平衡，缓解风寒湿邪对肩部的影响，恢复人体肩关节运动功能，达到防病治病和康复的目的。

（一）功法选用

肩部疾病的功法锻炼遵循以动功为主，静功为辅的原则，达到松解黏连的目的。

1.保健功

（1）重点选择锻炼揉肩等功法，以患侧为重点。

（2）以左手掌揉右肩肩髃①、肩髎②、肩贞③等穴18次，再以右手掌揉左肩肩髃、肩髎、肩贞等穴18次。揉时以肩关节为中心做旋转运动，以疏通经气，促进肩关节的血液循环，改善关节功能，并可防治肩关节疾病。

2.八段锦

（1）重点锻炼两手托天理三焦等功法。

（2）锻炼时，两手由小腹向前伸臂，手心向下向外划弧，顺势转手向上。随吸气，缓缓屈肘，沿任脉上托，当双臂抬至肩、肘、腕相平时，翻掌上托于头顶，双臂伸直，仰头目视手背，稍停片刻；松开交叉的双手，自体侧向下划弧，慢慢落于小腹前，十指交叉，掌心向上。反复练6～8次，以促进肩关节黏连的松解，恢复肌肉、韧带等软组织的功能及肩关节的活动范围。

2.脊柱功

（1）重点锻炼轮转双臂等。

（2）锻炼时，以肩关节为中心轮转手臂，意念想象展臂弧度由小到大，直至无穷。摇转7次，左右方向相反。锻炼时，应根据肩部黏连的程度，幅度由小到大，每天坚持2～3次。

3.少林内功

（1）重点锻炼风摆荷叶、霸王举鼎等功法。

（2）以上功法每日习练2次，每次10～15分钟。

---

① 肩髃位于肩部三角肌上，肩峰与肱骨大结节之间，上臂外展平举时肩前呈现的凹陷处。

② 肩髎位于肩部，肩髃穴后方，当臂外展时，位于肩峰后下方的凹陷处。

③ 肩贞在肩关节后下方，臂内收时，腋后纹头上1寸。

（3）以疼痛为主症的患者，可减少练功时间，每日1次；以功能障碍为主症的患者，运动幅度由小到大。

4.易筋经

（1）重点锻炼掌托天门、摘星换斗、九鬼拔马刀、青龙探爪等功法。

（2）以上功法每日习练2次，每次20～30分钟。以疼痛为主症的患者，可减少练功时间，每日1次。以功能障碍为主症的患者，可适当延长练功时间，每次30分钟，每日增加至3次。

（二）习练提要

（1）患者功法锻炼期间，应及时纠正不良生活习惯，注意肩部保暖，避免患肩过度劳累。

（2）疼痛严重者，可在医生指导下适当服用一些镇痛药物，暂缓动功练习。

（3）肩部创伤早期、肿瘤等患者应禁止采用动功锻炼，以免加重损伤。

（4）患者在功法锻炼期间，应定期对肩部功能、症状及体征进行检查和评估，以便及时调整功法锻炼计划。

三、上肢疾病

上肢在人体运动功能中充当重要的角色，人体的很多活动和动作均由上肢来完成，所以上肢容易产生劳损，尤其是肘部、腕部，手部活动机会较多，更易发生慢性损伤。目前，上肢疾病多见于网球肘、学生肘、矿工肘、桡骨茎突部狭窄性腱鞘炎、桡侧伸腕肌腱炎、腕部劳损、腕管综合征、指部腱鞘炎等疾病。常见症状有肘关节内外侧疼痛和压痛，疼痛可沿前臂向手放射，前臂肌肉痉挛，肘或腕关节僵硬或活动受限，甚至造成手掌的感觉与运动障碍，或手指发麻，经常指关节疼痛，夜间疼痛加剧，甚至使患者从梦中痛醒等。

上肢疾病临床常采用针灸、推拿、药物、封闭、理疗等方法治疗，可起到一定的效果，而功法锻炼对于巩固疗效、改善功能、促进上肢疾病康复等效果更为明显。

（一）功法选用

上肢的功法锻炼以动功为主，可增强手指的肌力和耐力，改善上肢骨关节的柔韧性和软组织弹性，促进上肢疾病康复。动功主要选择易筋经、少林内功、八段锦。

1.易筋经

（1）重点锻炼倒拽九牛尾势、出爪亮翅势、九鬼拔马刀势、青龙探爪势等功法。

（2）以上功法每日习练2次，每次20～30分钟。以疼痛为主症的患者，可减少练功时间，每日1次。以功能障碍为主症的患者，可适当延长练功时间，每次30分钟，每日增加至3次。

2.少林内功

（1）重点锻炼倒拉九头牛、仙人指路、饿虎扑食等功法。

（2）以上功法每日习练2次，每次10～15分钟。以疼痛为主症的患者，可减少练功时间，每日1次。以功能障碍为主症的患者，可适当延长练功时间，每次30分钟，每日增加至3次。

3.八段锦

（1）重点锻炼攒拳怒目增气力等功法。

（2）两手提至腰间半握拳，拳心向上，两拳相距三拳左右，两手环抱如半月状，随呼气将左拳向左前击出，顺势稍向左转，过左拳虎视远方，右拳同时向后拉，使左右臂争力，松开虚拳，向上划弧经两侧缓缓下落，收回左足还原为站式。此势主要运动四肢，具有增强手部肌力和强筋壮骨的功效。

（二）习练提要

（1）患者功法锻炼期间，应积极休息，有利于上肢劳损修复。

（2）上肢筋伤急性期、骨折早期、肿瘤等患者不宜采用动功锻炼。

（3）患者锻炼期间，应定期检查、评估，了解上肢功能恢复情况，以便调整功法锻炼计划。

四、腰部疾病

腰部对支撑人体体重和完成身体运动具有重要作用。腰部运动灵活，能适应日常工作和生活的各种要求，但也会因腰部各种组织器官或脏器的疾病而引起病症。主要疾病有急性腰扭伤、慢性腰肌劳损、腰椎间盘突出症、腰三横突综合征、腰椎退行性脊柱炎、腰骶关节劳损、腰椎小关节紊乱等。症状表现有腰痛或腰腿痛，疼痛的程度差别很大，从轻微的钝痛到刀割样剧痛不等；有的仅限于腰部，有的可向下肢扩散。近年来，功能锻炼在腰痛应用中占有重要地位，临床表明，通过功法锻炼可以有效改善腰部退行性腰痛，提高治疗效率。选用适用的功法，循序渐进地进行锻炼，可起到益肾固元、强腰壮骨、畅通气血的功效。

（一）功法选用

功法的选择以动静结合为原则，可以选择保健功、脊柱功、八段锦、少林内功等功法。

1.保健功
（1）重点锻炼夹脊、搓腰、织布式和带脉等功法。
（2）能疏利督脉与膀胱经经气，强腰固肾，调和带脉，防治腰背痛。

2.脊柱功
（1）重点锻炼望月观星、仙鹤点水、左顾右盼等功法。
（2）伴有腰椎间盘突出症时，锻炼应控制幅度大小，注意身体平衡。

3.八段锦
（1）重点锻炼左右开弓似射雕、摇头摆尾去心火、背后七颠百病消等功法。
（2）练习左右开弓似射雕时，重点在腰椎的左右旋转运动，通过伸臂扩胸等动作，使腰背部的肌肉、骨骼、韧带得到锻炼和增强。
（3）练习摇头摆尾去心火时，重点在以腰为轴，摇转躯干。
（4）练习背后七颠百病消时，双足跟有节律地弹性起落，通过振动使椎间关节及韧带得到锻炼，对椎体及其周围软组织病变有防治作用。

4.少林内功

（1）重点锻炼站裆势、前推八匹马、倒推九头牛等功法。

（2）每日习练2次，每次10～15分钟。以疼痛为主症的患者，可减少练功时间，每日1次。以功能障碍为主症的患者，可适当延长练功时间，每次30分钟，每日增加至3次。

5.保健功

（1）重点锻炼三盘落地势、饿虎扑食势等功法。

（2）每日习练2次，每次10～15分钟。以疼痛为主症的患者，可减少练功时间，每日1次。以功能障碍为主症的患者，可适当延长练功时间，每次30分钟，每日增加至3次。

注意：腰椎间盘突出症患者慎做两手攀足固腰肾、顶天抱地、海底捞月、打躬势等动作，以免加重症状。

（二）习练提要

（1）患者功法锻炼期间，应保持乐观情绪。

（2）患者功法锻炼期间，应配合卧硬板床休息。

（3）腰部急性外伤早期、腰椎严重失稳、骨质疏松、腰部结核、肿瘤等患者，应慎用动功锻炼。

五、膝部疾病

膝关节是人体中最复杂的关节，下肢的各种复杂运动都有膝关节参与。膝部疾病严重影响人体步行功能及生活质量，较常见的为膝部损伤性疾病，如膝关节创伤性滑膜炎、交叉韧带撕裂、半月板损伤、膝关节软骨损伤、脂肪垫劳损、退行性膝关节炎等。膝部疾病多表现为膝部疼痛，膝关节活动受限，甚则跛行，关节活动时可有弹响摩擦音，部分患者可出现关节肿胀、股四头肌萎缩等。临床治疗若配合膝关节功法锻炼，不仅可改善膝部的血液循环、促进炎症的吸收，还可松解黏连，解除痉挛、理顺肌筋等。实际上很多膝关节疾病都是由于跨越膝关节的肌肉韧带痉挛和退化所致，功法锻炼正是解决膝关节问题的有效手段。

（一）功法选用

膝部疾病的推拿功法锻炼可以选择站桩功、少林内功、易筋经等。

1.站桩功

（1）重点锻炼三圆式功法。

（2）锻炼时，要求做到手圆、臂圆、足圆。呼吸深长，用意要松，若有若无，绵绵若存。站立姿势可根据本人情况，取高、中、低位来练习，膝部微曲放松。

2.少林内功

（1）重点锻炼站裆势功法。

（2）此势聚劲于四肢，气贯膝部，达到扶正祛邪、强壮膝关节的目的。

3.易筋经

（1）重点锻炼摘星换斗、倒拽九牛尾、饿虎扑食等功法。

（2）每日习练2次，每次10～15分钟。以疼痛为主症的患者，可减少练功时间，每日1次。以功能障碍为主症的患者，可适当延长练功时间，每次30分钟，每日增加至3次。

（二）习练提要

（1）患者膝部疾病在发作期且肿胀明显者，不宜练动功，功法以静养为主。

（2）患者在推拿功法锻炼期间，需定期检查和评估，以了解功法锻炼效果，及时调整功法锻炼计划。

（3）患者在推拿功法锻炼时，需避免加重膝关节损伤。

六、踝部疾病

踝关节在下肢活动中起着重要作用，因为踝部活动较为频繁，所以损伤性疾病最为常见，一般多见于踝关节扭伤、跟痛症、踝管综合征、前跗管综合征、跗骨窦综合征、跟腱损伤、腓骨长短肌腱损伤等。踝部疾病患者采用功法锻炼的主要目的是提高踝部力量和放松小腿部肌肉。踝关节对维持人体下肢稳定性具有重要的作用。目前，功法锻炼已经成为踝部疾病康复与治疗的重要手段。

（一）功法选用

踝部病症采用推拿功法锻炼时，可选择站桩功、少林内功等。

1.站桩功

（1）重点锻炼三圆式等功法。

（2）锻炼时，要求做到手圆、臂圆、足圆。呼吸深长，用意要松，若有若无，绵绵若存。

2.少林内功

（1）重点锻炼站裆势功法。

（2）此势聚劲于下肢，气贯下肢，最终到达踝部末端，达到扶正祛邪，强壮踝关节的目的。

（二）习练提要

（1）踝部创伤急性期不宜练动功，应以静功练习为主。

（2）踝关节损伤伴有骨折者，应请骨科医生会诊，综合考虑治疗方案，切勿勉强练功。对于踝部周围的骨折后遗症，主要解决其功能障碍问题，练功不能急于求成，以防再次发生骨折。

（3）功法锻炼期间，应定期检查与评估，了解功法锻炼效果，以期调整推拿功法的锻炼计划。

（4）推拿功法锻炼期间，需采取关节保护措施，以免发生锻炼性损伤。

第二章　家庭内科疾病中的应用

一、高血压

高血压是指动脉血压持续升高，伴有或不伴有心脏、脑、肾脏及血管器质性或功能性改变的全身性疾病。可以表现为单纯收缩压或舒张压升高，也可两者同时升高。临床上将"收缩压大于或等于140mmHg/舒张压大于或等于90mmHg"作为高血压的诊断标准。本病与五脏六腑均有关系，与肝、肾、心、脾、脑等关系尤为密切，为全身性疾病。国内外专家已证实，中医传统运动疗法对高血压有较好的疗效，对于通过药物控制血压的患者，功法锻炼后虽未能使血压在短时间内快速下降，但可使服药量明显减少，更重要的是可阻断或延缓高血压对全身血管与脏器的损害。对于早期高血压患者，大多可避免病情发展或减少降压药的使用量。功法对人体具有综合性调整作用，推拿功法锻炼作为高血压的非药物疗法，可以提高药物疗效，改善生活质量，是高血压治疗过程中必不可少的一种康复手段。并且，非药物治疗是治疗高血压的基础，是开始药物治疗的先导，一定程度上可弥补药物治疗的不足。

（一）功法选用

推拿功法锻炼可选择静、动功相结合的原则，由浅入深，先简后繁，循序渐进，才能事半功倍。静心安神、补肾平肝是治疗高血压的总则。心神不宁者，宜选用放松功、易筋经。肾阴不足，肝阳上亢者宜选用六字诀、保健功、五禽戏。

1.放松功

根据高血压的不同年龄、体质情况、不同分期，可选择分段放松法、整体放松法、局部放松法等。

（1）分段放松法。适用于对三线放松法因部位太多，记忆困难的老年高血压患者。例如，从头部开始—肩臂手—胸部—腹部—两腿—两足，每次可放松 3 个循环，最后止息在下丹田，轻轻地意守 5 ～ 10 分钟。

（2）整体放松法。适用于对掌握三线放松、分段放松有困难的高血压患者。本法是将整个身体作为一个部位，默念放松；当吸气时，从头到脚如流水般地向下意念，在呼气时默念"松"。

（3）局部放松法。本法适用于三线放松掌握得比较好而有明显的病变部位需要放松者，如高血压引起的头痛、目胀、肢体麻木等。此法是在三线放松的基础上，单独放松身体的某一病变部位或某一紧张点，可在此部位呼吸默念"松"字 15 ～ 20 次。

2.六字诀

重点锻炼"嘘"字功平肝气与"吹"字功补肾气等功法。

（1）"嘘"字功。呼气念"嘘"字，动作操作 6 次为一遍，做 1 次调息。可以治疗高血压引起的胸胁胀闷、食欲不振、头痛眩晕等症状。

（2）"吹"字功补肾气。呼气读"吹"字，共做 6 次调息。可防治高血压引起的腰膝酸软、盗汗遗精等症状。

3.易筋经

（1）重点锻炼韦驮献杵势等功法。

（2）身体要端正直立，不能用劲，全身放松。两脚与肩等宽，同时足跟和脚尖左右看齐。两眼略下视前方，这样可以收到澄心和敛神的作用，且"眼下视则气血下降"。两手心相对，胸前抱球，升降开阖，呼吸合度，从而达到"气定下元"的要求。气功能定，则心境澄清，神意内敛，血压则降。

4.保健功

（1）重点锻炼耳功、搓腰、擦涌泉等功法。

（2）锻炼耳功时，重点做鸣天鼓一势。对防治高血压之头晕头痛、耳鸣耳聋有一定作用。锻炼搓腰时，将两手搓热，捂于双侧肾俞穴①上，再以命门穴②

---

① 采用俯卧姿势，肾俞穴位于人体的腰部，在第二腰椎棘突下、左右二指宽处。

② 命门穴位于后正中线上、第 2 腰椎棘突下凹陷中。

和肾俞穴为中心左右搓腰 18 次，可上下搓，也可左右搓。腰为肾府，可壮腰健肾。擦涌泉以涌泉穴[①]为中心，用左手中食指擦右足心 100 次，再以右手中食指擦左足心 100 次。擦涌泉时要稍用力，令脚掌发热为度。涌泉为足少阴肾经井穴，本势具有开窍宁神、交通心肾、引气血下行、防治高血压、消除头目眩晕等良好作用。

5.五禽戏

（1）重点锻炼熊戏等功法。

（2）通过熊戏锻炼，使肩关节晃动来带动肩、肘、腕、髋、膝、踝等各关节的运动，疏通全身经络气血，发挥调理脾胃、疏肝理气、壮腰健肾的作用，从而有效调节人体血压。锻炼时要注意动作缓慢沉稳，呼吸均匀柔和。

（二）习练提要

（1）推拿功法锻炼与药物治疗相结合。推拿功法早期锻炼不能代替全部降压药物治疗，但与药物治疗结合可取得更佳的疗效，逐步将药物剂量减少至能维持血压平稳的最低量。

（2）在推拿功法锻炼过程中，及时监测身体状况。在首次进行推拿功法锻炼或增加功法锻炼强度时，锻炼前后均应测量脉搏、血压。有其他合并症时，应按具体情况制订方案，并采用加强测试的手段防止意外。如合并冠心病时应加强心电监护，对病情较轻的患者应定期评估身体状况。

（3）高血压患者的功法锻炼，应在专业人员的指导下完成，避免锻炼的盲目性，摒弃不科学因素的影响。

（4）高血压功法锻炼的禁忌证：①安静时，血压未能很好控制或超过 180/110mmHg 的患者；②重度高血压、高血压危象、高血压脑病或急进型高血压病患者；③高血压合并有心功能不全、不稳定心绞痛者；④高血压病伴有主动脉瓣狭窄肥厚性心肌病、急性感染、眼底出血，糖尿病酸中毒、下肢坏疽、严重甲状腺功能低下、肾功能不全应列为禁忌证；⑤运动负荷监测中频现严重心律不齐，心电图 ST 段异常心绞痛发作及血压急剧升高者，以及禁忌运动负荷

---

① 涌泉穴位于足前部凹陷处第二、三趾趾缝纹头端与足跟连线的前三分之一处。

试验者；⑥伴有运动器官损伤，如关节炎、肌肉疼痛者应避免运动；⑦继发性高血压应按其病因进行治疗。

二、糖尿病

糖尿病是一组以血糖水平升高为特征的代谢性内分泌疾病。临床诊断以空腹血糖>7mmol/L，或餐后 2 小时血糖>11.17mmol/L，血糖升高主要由于胰岛素分泌或胰岛素作用缺陷导致。除碳水化合物外，尚有蛋白质、脂肪代谢异常。久病可致以眼、肾、心脑血管等多系统、多组织损害，造成慢性进行性病变，引起功能缺陷及衰竭，严重影响患者生活质量。功法对人体具有综合性调整作用，功法锻炼作为糖尿病的非药物疗法，可以协助药物疗效，提高疾病的有效率，改善生活质量，是糖尿病治疗过程中重要的康复手段，一定程度上可弥补药物治疗的不足。更重要的是推拿功法锻炼，可缓解高血糖对全身血管与脏器的损害。

（一）功法选用

推拿功法锻炼可选择动静结合的原则。实践表明，掌握功法中以意引气、引火下行、滋阴润燥的训练方法，是防治糖尿病的基本手段，应用得当，坚持不懈，定能取得良好的功效。

1.放松功

根据糖尿病患者的不同年龄、体质情况可选择以下不同的方法：①三线放松法：每天锻炼 2 次，每次 30 分钟左右。②分段放松法：可放松 3～5 个循环，最后止息在下丹田，轻轻地意守 5～10 分钟。③局部放松法：例如糖尿病合并症引起的肢体麻木，可在肢体上局部放松。

2.六字诀

上消重点练习"呬"字润肺、健脾，下消"吹"字功补肾气。

（1）"呼"字功，呼气念"呼"字，6 次为一遍，做 1 次调息。以防治中消引起的食多、消瘦等症状。

（2）"吹"字功补肾气，呼气读"吹"字，共做 6 次调息。可防治下消引起的多尿、腰酸等症状。

（3）"呬"字润肺法，展臂推掌的同时开始呼气并读"嘶"字，呼气尽时两臂从两侧自然下落。然后再按上述要领做第二次呼气读字，共做6次为1遍。以防治上消引起的口渴、多饮、消瘦等症。

2.保健功

重点选择按摩足三里、擦涌泉等。

（1）按摩足三里：双手拇指同时点按足三里[①]，以酸胀为度，也可用双手中指点按，持续时间1～2分钟，稍停3～5分钟，可以再重复操作1次。点按足三里，调整脾胃运化功能，对于中消更为适宜。

（2）擦涌泉：以涌泉穴为中心，用左手指腹擦右足心100次，再以右手指腹擦左足心100次。擦涌泉时要稍用力，令脚掌发热为度，涌泉为足少阴肾经井穴。本势具有开窍宁神、交通心肾、消除多尿、头目或眩晕等症状。

（3）根据消渴上、中、下的不同，功法上有所侧重。上消引肾水润喉舌，自然呼吸，用意引肾水上升至咽喉及舌根，使喉舌得润，再以手搓左右脚心各36次，同时意引肾水上升。最后舌抵上腭，存想该处有一股凉水流向舌中，候津液满口时，鼓漱咽下。中消引涌泉水去心火、退胃热，舌抵上腭，意想肾水从背上升，洗背，次转至心经，洗去心火，存想脚底涌泉之水上升，冲洗全身。下消滋肾阴、养肺金。于每日寅卯时立正，身稍后仰，双手用力上托各30次，平静呼吸后，行吐浊纳清法，复叩齿咽津。咽时汩汩有声，用意将津和气直送至下丹田中。

3.易筋经

（1）重点锻炼掌托天门、摘星换斗等功法。

（2）锻炼掌托天门时，需要上肢撑举，下肢提踵；通过动作引导可调理上、中、下三焦之气，并促进手足三阴经之气血通畅，改善肺、胃、肾阴阳失调的状态。锻炼摘星换斗时，以腰带动上身转体，幅度较大，使得腹腔脏器，如肝胆、脾、胃、胰腺等均受到柔和的自我按摩，从而促进各脏器生理功能的发挥，尤其是刺激胰腺分泌胰岛素。

---

① 足三里：外膝眼向下量四横指，在腓骨与胫骨之间，由胫骨旁量一横指。

2.习练提要

（1）推拿功法锻炼与药物治疗相结合。推拿功法锻炼不能代替降糖药物治疗，但与药物治疗结合可取得更佳的疗效。

（2）患者在功法锻炼过程中，需定期检查和评估身体情况，了解功法锻炼效果。

（3）糖尿病患者应在专业人员的指导下进行功法锻炼，避免锻炼的盲目性，针对疾病情况选择合适的功法。

三、肥胖症

肥胖症是指体内脂肪堆积过多或脂肪分布异常，体重增加，是一种多因素的慢性代谢性疾病。随着工作、生活、饮食方式等因素的改变，世界各国肥胖症增长率逐年升高。肥胖症影响到患者的身心健康、生活质量、预期寿命等方面，肥胖症正逐渐成为严重影响健康的世界性问题之一。肥胖症起因复杂，其中能量摄入增加多于消耗减少过剩的能量就以脂肪的形式储存于体内，肥胖是慢性能量平衡失调的结果。肥胖的治疗关键就是增加能量的消耗，中医传统运动疗法作为一种运动，可明显消耗能量。

（一）功法选用

推掌功法锻炼可选择循序渐进、以动功为主的原则，由浅入深，先简后繁，循序渐进。脏腑失和、痰湿较盛者，宜选用六字诀；运动不足者，宜练习易筋经、少林内功。

1.六字诀

（1）重点锻炼"呼"字功健脾利湿与"吹"字功补肾利水等。

（2）"呼"字功。增加锻炼次数，用于治疗脾虚水湿内停、痰湿壅遏之肥胖更为适宜。

（3）"吹"字功。加强配合身体下蹲与起立的动作操练，用于治疗肾虚痰湿内停肥胖症。

2.易筋经

（1）可锻炼十二势全套，若单势锻炼可延长锻炼时间。

（2）如倒拽九牛尾，可锻炼 15 分钟。

3.少林内功

（1）可锻炼十九势全套动作，裆势一般选用大裆势或悬裆势，增加锻炼运动量与锻炼力度。

（2）每次锻炼 30 分钟，坚持每天锻炼 2 次，可明显减少全身脂肪。

（二）习练提要

（1）坚持练习，循序渐进，动作难度可以逐渐加大，时间逐渐延长。

（2）肥胖患者功法锻炼期间需配合饮食控制。

（3）功法锻炼应在专业人员指导下进行。重度肥胖者进行功法锻炼，应在专业人员的指导下，选择合适功法，有计划地坚持科学锻炼。

四、哮喘

哮喘是常见的反复发作性呼吸道疾患，临床上以阵发性呼吸困难、呼吸延长，严重时张口抬肩、难以平卧为特征。气候突变、饮食不当、接触过敏物质等为本病诱发因素。中医治疗常采用中药、穴位敷贴等方法以降气化痰、平喘。功法对哮喘也有较好的疗效，通过功法锻炼，调节脏腑功能，如健脾除湿而化痰、宣肺降气，从而达到治疗哮喘的目的。

（一）功法选用

哮喘分为发作期与缓解期，故功法锻炼应该分期练功。发作期应以治疗与静功锻炼相结合为原则，缓解期以动功为主，调理脏腑阴阳之平衡。

1.放松功

（1）重点选用三线放松功，每天锻炼 2 次，每次 30 分钟左右。

（2）局部放松法：重点放松定喘、肺俞等穴。

2.保健功

（1）重点选用擦丹田、擦鼻等锻炼。

（2）擦丹田时，手掌稍用力，并匀速绕动摩擦。肺开窍于鼻，通过擦迎香穴，可以宣降肺气。

3.八段锦

（1）重点锻炼两手托天理三焦等功法。

（2）锻炼时，注意呼吸配合，两手上提，自然呼吸；两手下落时，缓缓地长呼气。

4.六字诀

（1）重点练"呬"字诀。

（2）"呬"字诀，展臂推掌的同时开始呼气并读"嘶"字，呼气时两臂从两侧自然下落。

5.易筋经

（1）重点锻炼横担降魔杵、掌托天门、出爪亮翅等功法。

（2）锻炼横担降魔杵时，两臂一字平开与肩相平，两足跟抬起，脚趾抓地，能够有效发挥宽胸理气、疏通经络、平衡阴阳、改善心肺功能的作用。锻炼掌托天门时，需要上肢撑举，下肢提踵，通过动作引导，可调理上、中、下三焦之气，引血上行，改善上焦心、肺功能。锻炼出爪亮翅时，收掌时需缓缓吸气，推掌时要缓缓深呼气，通过伸臂推掌、屈臂收掌、展肩扩胸的引导运动，促进自然之清气与人体之真气在胸中交汇融合，从而调畅气机，增强肺气。

（二）习练提要

（1）推拿功法锻炼与药物治疗相结合。哮喘发作时，允许练功时少量练习，不能立即停止药物应用。

（2）在推拿功法锻炼治疗过程中，及时监测身体状况，有其他合并症时，应按具体情况分析制订方案，并采用加强测试的手段防止意外。

（3）哮喘患者采用推拿功法锻炼时，应注意轻重缓急，合理安排锻炼时间与方法。

（4）推拿功法应用的禁忌证：①严重哮喘发作者；②严重缺氧的哮喘患者；③哮喘并有严重心功能不全者。

五、心肌炎

心肌炎指心肌炎性病变，有局限性或弥漫性，也可分为急性、亚急性或慢性。近年来病毒性心肌炎的相对发病率不断增加，病情轻重不同，表现差异很大，婴幼儿病情多较重，成年人多较轻，轻者可无明显症状，重者可并发严重心律失常、心功能不全，甚至猝死，常可有发热、疲乏、多汗、心慌、心前区闷痛等症。目前心肌炎的治疗主要针对原发疾病和促进心肌代谢，但加强功法锻炼，提高机体抗病能力，避免劳累以预防病毒、细菌感染更为重要。通过功法锻炼能较好减缓心率，一定程度上降低心肌耗氧，不同程度的减轻心慌、胸闷症状。

（一）功法选用

推拿功法锻炼应该采用因人制宜、以静功为主的原则，调养脏腑、平衡阴阳、护持正气是防治心肌炎的基本手段，应用得当，坚持不懈，定能取得良好的功效。心神不宁者，宜练习放松功；心气不足者，可练习六字诀之"呵"字诀；肺气不足者，可练习五禽戏之鸟戏、少林内功之顺水推舟、怀中抱月等。

1.放松功

（1）重点选用三线放松法。

（2）取平坐或靠背姿势，三线放松后，将意念停放在膻中，停留3分钟后，将意念随呼气下行至涌泉部位，每日3～4次，止息点是脚心（涌泉穴）。一般每处止息1～2分钟即可。当三余线一个循环放松完后，再把意念集中到脐部，轻轻地意守，并保持安静状态5～10分钟，最后收功，每日早晚各做1次，每次15～30分钟。

2.六字诀

（1）重点选用"呵"字补心法等。

（2）"呵"字补心法锻炼时，重视意念随呼吸沿足太阴脾经隐白穴循行至腹里穴与冲脉而转入心经。呼气时提肛、收腹、缩肾，重心后移，足大趾轻轻点地。呼气后，则放松恢复自然吸气尽时，可做一个短暂的自然呼吸，稍事休息，可以有效缓解心肌炎的心悸、胸闷等症状。

3.五禽戏

（1）重点锻炼鸟戏等功法。

（2）通过鸟飞锻炼，使两臂的上下运动可改变胸腔容积。若配合呼吸运动可起到按摩心肺的作用，增强血氧交换能力。拇指、食指的上翘紧绷，可刺激手太阴肺经，加强肺经经气的流通，提高心肺功能。

4.少林内功

（1）重点锻炼顺水推舟、怀中抱月等功法。

（2）锻炼顺水推舟时，双臂直掌运动前推，腕关节内旋，肘关节挺直，能够宽胸理气、健脾和胃、强筋健骨。锻炼怀中抱月时，两臂蓄劲相抱，如抱物状，能够通利三焦、疏肝理气、滑利关节，从而有效防治心肌炎等心肺系统疾病。

（二）习练提要

（1）推拿功法锻炼与药物治疗相结合。推拿功法锻炼不能代替营养心肌及抗病毒药物治疗，但与药物治疗结合可取得更佳的疗效，可以加速疾病恢复进程。

（2）在推拿功法锻炼治疗过程中及时监测身体状况。在增加功法锻炼强度时，运动前后均应测量脉搏、血压。

（3）推拿功法锻炼应在专业人员指导下进行，应控制功法锻炼量。

（4）心肌炎推拿功法锻炼的禁忌证：①锻炼后症状加重者；②运动负荷监测中出现严重心律不齐、心电图ST段异常以及禁忌运动负荷试验者。

六、失眠

失眠是指经常不能获得正常睡眠，又称入睡和维持睡眠障碍。中医称之为"不寐"。主要表现为各种原因引起入睡困难、睡眠深度或频度过短、早醒及睡眠时间不足或质量差等。导致失眠的原因有很多，中医认为，失眠以七情内伤为主要病因，其病机为营卫失和，阴阳失调，或阴虚不能纳阳，或阳盛不得入阴，阴阳失和是失眠的关键所在。失眠病位主要在心，并涉及肝、脾、肾三脏。机体诸脏腑功能的运行正常且协调，人体阴阳之气的运行也正常，则人的睡眠正常；反之，就会出现睡眠障碍。现代医学常用镇静药作为主要手段，但若长期服用镇静药者，可能出现药物依赖、过度镇静后感知能力下降、脏器受损等情况。功法锻炼可以调整患者机体状态，改善紊乱的神经功能。功法锻炼可以平衡阴阳，增强对情志活动的控制，宁神静气。

（一）功法选用

推拿功法防治失眠可选择动静结合、因人制宜的原则，选择放松心神或交通心肾的功法是防治失眠的基本手段。心神不宁者，宜选用放松功、八段锦；心肾不交者，宜选用六字诀、保健功等。

1.放松功

（1）重点选用三线放松法等。

（2）采用三线放松法，三条线为一个循环。放松后，再把意念集中到脐部，轻轻意守，并保持安静状态5～10分钟，最后收功，每日早晚各做1次。

（3）当锻炼三线放松，出现睡意时，应顺其自然，进入睡眠状态，不必收功。

2.六字诀

（1）重点练"呵"字补心功与"吹"字补肾功等。

（2）交通心肾，防治失眠、健忘、腰膝酸软、盗汗遗精等症状。

3.八段锦

（1）重点锻炼两手托天理三焦、五劳七伤往后瞧、摇头摆尾去心火等功法。

（2）锻炼两手托天理三焦时，可通调三焦气机，有利于元气滋生。

（3）锻炼五劳七伤往后瞧时，脊柱拧转，使督脉气血通畅，从而增加脑部供血，加强心肺功能，调理脾胃，并能强腰健肾，有利于改善失眠。

（4）锻炼摇头摆尾去心火时，可引气血下行，以泻心火。适用于失眠症属心火亢盛、心肾失交者。

4.保健功

（1）重点锻炼静坐与擦涌泉等。

（2）通过静坐，松静自然，排除杂念，可安神定志、培育元气。

（3）擦涌泉时，令脚掌发热为度，涌泉为足少阴肾经井穴，可开窍宁神，交通心肾。

（二）习练提要

（1）失眠严重者，需要功法锻炼与药物治疗相结合。功法锻炼见效后，可逐步减少药物剂量，直至停用镇静安神药物。

（2）推拿功法锻炼应在专业人员指导下进行。

（3）以下失眠患者慎用推拿功法锻炼：①失眠伴有心理障碍、精神疾病倾向者；②严重失眠伴有其他方面疾患者。

七、内脏下垂

内脏下垂是指胃、肾、子宫、直肠等内脏器官无力，下移超出正常生理范围而呈现的多种临床表现。由于本病的病因及下垂部位的不同，其临床表现各异。引起内脏下垂的原因很多，其中较为常见的是：患者久病之后出现消瘦、乏力；患者腹部手术后或女性多次妊娠等引起腹壁肌肉无力；患者腹部脂肪减少，各种悬垂韧带松弛，内脏张力减退，使腹腔内脏失去支持等。

本病属于中医学"胃下""胃缓""阴挺""脱肛"等范畴。中医理论认为，内脏下垂一般多责之脾气亏虚，中气下陷，升举无力。临床实践已证实，功法锻炼对本类疾病具有明显效果。

（一）功法选用

功法选用以静、动功相结合为原则。脾气亏虚、中气下陷者，宜选用站桩功、保健功治疗；若脏腑失和者，可练八段锦、五禽戏。

1.站桩功

（1）重点锻炼三圆式站桩功。

（2）锻炼时，配合顺腹式呼吸，双手抱球置于上腹前，提肛，舌抵上腭，足趾抓地。

（3）女性如出现经期延长或经量过多，此时应改为意守膻中或停止锻炼。

2.八段锦

（1）重点锻炼调理脾胃须单举等功法。

（2）锻炼时，配合逆腹式呼吸功法，随吸气将小腹慢慢地向里缩回，随呼气将缩回的小腹慢慢向外鼓起。呼吸后，也自然地稍作停顿，停顿时意守丹田，如此一吸一呼、小腹一起一伏地反复练习。

3.五禽戏

（1）重点锻炼虎戏和熊戏等功法。

（2）虎扑锻炼可以牵动任、督二脉，起到调理阴阳、疏通经络的作用。熊运可以使腰腹转动，两掌划圆，引导内气运行，可加强脾胃的运化功能；运用腰、腹摇晃，调理肝脾。

4.保健功

（1）重点锻炼擦丹田等。

（2）锻炼时，将两手掌搓热后，用左手手掌逆时针绕脐做圆圈摩动，即由左下腹至左上腹、右上腹、右下腹而返左下腹，如此周而复始100次。摩动时，两手上托腹部。

（二）习练提要

（1）内脏下垂患者的推拿功法锻炼，可根据具体情况与其他治疗方法，如腹部佩戴支持带等相结合应用。内脏下垂患者需明确病因，对症治疗。内脏下垂患者采用功法锻炼治疗时，不能随意放弃其他对症治疗，应在医生指导下结合使用。

（2）属于急性或慢性炎症同时伴有发热症状，或胃下垂合并有胃出血、活动性胃溃疡，或肾下垂合并急性尿路感染等情况的内脏下垂患者，应慎用功法锻炼治疗。

（3）内脏下垂患者的功法锻炼应在专业人员指导下进行。

（4）选择逆腹式呼吸功法练习时，不可吸气过猛，练功前应排除大小便。

（5）胃下垂患者应少吃多餐，避免过饱；子宫脱垂严重者，宜手术治疗，同时治疗期间禁忌辛辣食物和节制房事。

八、慢性肝病

慢性肝病是严重危害人类健康的常见病之一，也是当前难治的慢性疾病之一，若进一步发展常演变为肝硬化、肝性脑病、肝癌等严重疾病，死亡率高。慢性肝病属中医学"胁痛""黄疸""鼓胀"等范畴。病因多为感受疫毒，情志郁结，劳欲过度，饮食不节等伤及肝经，损及肝络，迁延日久，渐积而成；是由毒、痰、热、瘀等综合而复杂的病机所致，多种病机交织缠绵贯穿于该病的全过程，只是在不同阶段和具体证型中有所侧重而已。临床证候虚实相兼，错综复杂，以肝功能损害、肝纤维化为常见病理改变。目前，临床上对于慢性肝病治疗的药物和方法众多，但其疗效并不理想，在抗病毒、降酶调节免疫、阻断病变进展等方面的疗效也不稳定。

中医药在各种慢性肝病的治疗领域均有其独特的优势和特色。其中功法是在慢性肝病防治中值得推荐的重要疗法。在中医学理论指导下，调息练气，调身练形，调心练意，并以意导气，气率血行，通调周身气血，调和阴阳，调理脏腑，调养精气神，从而防治慢性肝病。

（一）功法选用

功法选用以动静结合为原则。实证多肝郁气滞，邪毒积聚，宜适用五禽戏、六字诀以舒肝调气，祛邪散结；虚证多肝肾不足，宜以保健功为主补益肝肾。

1.六字诀

（1）重点锻炼"嘘"字功平肝气与"吹"字功补肾气等。

（2）"嘘"字功可以治慢性肝病引起的胸胁胀闷、食欲不振等症。"吹"字功补肾气，肝肾同源。锻炼时，不可故意用力使腹部鼓胀或收缩。

2.五禽戏

（1）重点锻炼虎戏与熊戏等功法。

（2）锻炼虎举时，两掌举起、下按，一升一降，疏通三焦气机，调理三焦功能。虎扑锻炼可以牵动任、督二脉，起到调理阴阳、疏通经络作用。熊运可以使腰腹转动，两掌划圆，引导内气运行，可加强脾、胃的运化功能。熊晃锻炼时，意在两胁，调理肝脾。

3.保健功

（1）重点锻炼目功、夹脊功、擦丹田、擦涌泉、和带脉等功法。

（2）肝开窍于目，目功锻炼可以明目调肝。夹脊功可疏肝解郁，增强内脏功能。擦丹田可帮助胃肠蠕动，可以健脾柔肝。擦涌泉、和带脉能强腰固肾。

（二）习练提要

（1）患者应在专业人员指导下进行科学合理的锻炼，控制锻炼的运动量。

（2）在功法锻炼治疗过程中，需定期监测身体状况，如生化指标、B超、心电图等，以评估锻炼效果。

（2）慢性肝病伴食道静脉曲张、出血、腹水等严重情况时，应慎用动功锻炼，以静功为主。

九、阳痿

阳痿，又称阴萎，是指男子未到性功能衰退时期，出现阴茎不能勃起或勃起不坚或不能持久而言。阳痿发病率高，对成年人生活质量有较大的影响，是当今男科领域的研究热点和难点之一。《景岳全书·阳痿》篇中指出："火衰者，十居七八；火盛者，仅有之耳。"《内经》称"阴器不用"，并认为虚衰和邪热可导致本病。功法锻炼治疗阳痿具有悠久的历史，功法锻炼是经过历代医家长期实践并总结出的治疗方法之一，属于主动疗法、自然疗法、整体疗法，一定程度上可以弥补现代医学治疗方法的局限。此外有研究表明，功法锻炼可有效调节人体性激素分泌水平，延缓衰老。

（一）功法选用

功法选用以动静结合因人制宜为原则。虚证属精气亏虚、命门火衰者，可练习保健功、放松功；宗筋痿弱者，可练习易筋经；实证多肝郁肾虚、脏腑失和，可练习六字诀、八段锦。

1.易筋经

（1）重点锻炼韦驮献杵势、横担降魔杵势、掌托天门势、摘星换斗势、倒拽九牛尾势、三盘落地势等功法。

（2）这些功势善易筋：筋挛者，易之以舒；筋弱者，易之以强；筋弛者，易之以和；筋缩者，易之以长；筋靡者，易之以壮。

2.保健功

（1）重点锻炼搓腰、搓尾骨、擦丹田、织布式、和带脉等功法。

（2）搓腰、搓尾骨，可以壮腰健肾。擦丹田时，可用一手兜阴囊，一手擦丹田，一擦一兜可补肾固精。织布式、和带脉则可强腰固肾。

3.站桩功

（1）重点锻炼休息式站桩功等功法。

（2）锻炼时，掌背置于腰眼处，似休息之状，呼吸要轻柔、和缓，用意宜轻，似有似无，反复练习。

（3）可将意念集中到腰部，以腰部发热为度。

4.六字诀

（1）重点锻炼"嘘"字功平肝气与"吹"字功补肾气等功法。

（2）锻炼时，不可故意用力，使腹部鼓胀或收缩。肝肾同源，"嘘"字功疏肝理气，"吹"字功补肾气。

5.八段锦

（1）重点锻炼调理脾胃须单举。

（2）锻炼时，两臂交替上举，牵拉胁肋，可健脾利湿、行气舒肝。

（二）习练提要

（1）阳痿患者首先需明确病因，对症治疗。阳痿患者的功法锻炼可根据具体情况与其他合并症对症治疗的方法相结合。

（2）在功法锻炼中，应注重患者情志因素，正确运用精神疗法，配合心理疏导，增强疗效。

（3）对于因脊柱创伤等严重疾病导致阳痿的患者，或者合并其他运动禁忌证的患者，禁忌采用动功锻炼，应在医生指导下合理应用推拿功法治疗。

参考文献

［1］王群有.中医传统运动在心肌梗死心脏康复中的临床应用进展［J］.中西医结合心脑血管病杂志，2018，16（23）：3453-3455.

［2］王宾，徐仰才，吴志坤.中医药院校传统保健体育武术拳操校本开发的教学实验研究［J］.中国医药导报，2017，14（06）：164-167.

［3］刘超，王阶.中医传统运动疗法调气、调神治疗高血压病［J］.北京中医药，2017，36（01）：58-60.

［4］倪克锋，逄锦熙.中医传统运动疗法与养生［A］.中华中医药学会科普分会.2013中医中药健康行第八届全国中医药科普高峰论坛文集［C］.中华中医药学会科普分会：中华中医药学会，2013：5.

［5］刘洪波.呼吸和意守对心率影响的实验研究［D］.扬州大学，2013.

［6］马英.中国传统保健体育运动的中医学思考［J］.辽宁中医药大学学报，2009，11（02）：180-181.

［7］左丹，代旭丽，杨涛，赵锡丽.运动治疗在慢性病康复管理中的应用研究进展［J］.全科护理，2020，18（19）：2345-2348.

［8］晋倩.传统运动疗法对高血压病防治的研究进展［J］.当代体育科技，2019，9（25）：15-16+18.

［9］苑城睿，陶萍.运动是良医：传统运动疗法的健康促进研究［J］.武术研究，2019，4（03）：119-121+128.

［10］杨冬梅，刘香弟，刘志宏，等.中医传统运动疗法应用于老年糖尿病患者的研究进展［J］.中医临床研究，2017，9（30）：59-61.